GUIDE MÉDICAL

AUX

EAUX DE ROYAT

(PUY-DE-DOME)

PAR

LE Dr A. PETIT

Médecin consultant à Royat

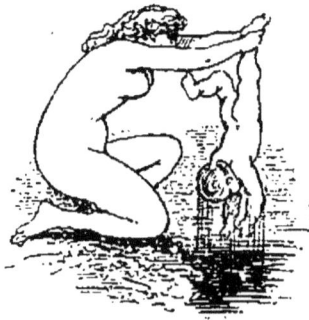

PARIS

J. B. BAILLIÈRE ET FILS, ÉDITEURS

27, RUE DE L'ÉCOLE-DE-MÉDECINE, 27

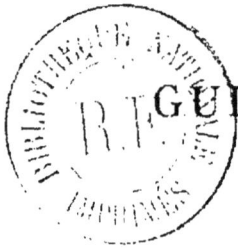

GUIDE MÉDICAL

AUX

EAUX DE ROYAT

1898

OUVRAGES DU MÊME AUTEUR

PHYSIOLOGIE PUERPÉRALE ET SOINS AUX ACCOUCHÉES. — Th. in. — Paris, 1868.

ESSAIS DE BOTANIQUE MÉDICALE. — Paris, 1873.

LA GOUTTE, LE RHUMATISME ET LES DIVERSES MANIFESTATIONS DE LA DIATHÈSE ARTHRITIQUE. — Leur traitement aux eaux thermales. — Paris, 1875.

ÉTUDE SUR L'ACIDE CARBONIQUE. — Son origine et ses emplois en médecine. — Clermont, 1876.

CARTE DES EAUX MINÉRALES DU PUY-DE-DOME (géologique et hydrologique), indiquant toutes les sources du département, avec l'analyse sommaire des plus importantes, etc. — Médaille de bronze, Exposition universelle, Paris, 1878.

NOUVELLES OBSERVATIONS DE MALADIES CHRONIQUES traitées avec succès aux eaux de Royat. — Paris, 1879.

PETITE CARTE DES EAUX MINÉRALES D'AUVERGNE. — Paris, 1880.

DE L'ACTION DES EAUX MINÉRALES DE ROYAT DANS LES MALADIES DES VOIES RESPIRATOIRES. — Clermont, 1880.

Paris. — Typographie E. Plon et Cie, 8, rue Garancière.

GUIDE MÉDICAL

AUX

EAUX DE ROYAT

(PUY-DE-DOME)

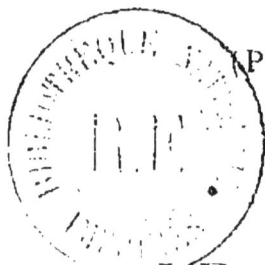

PAR

LE Dr A. PETIT

Médecin consultant à Royat

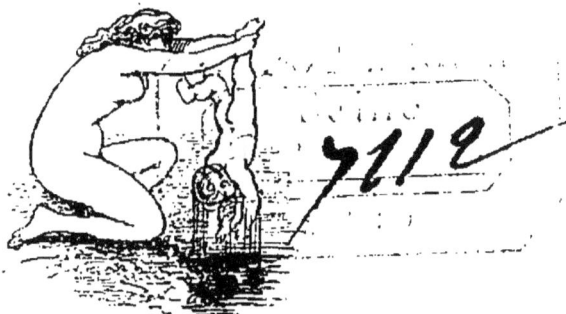

PARIS

J. B. BAILLIÈRE ET FILS, ÉDITEURS

27, RUE DE L'ÉCOLE-DE-MÉDECINE, 27

GUIDE MÉDICAL

A

ROYAT

CHAPITRE PREMIER

Royat : Renseignements topographiques. — Constitution climatologique et géologique. — Etablisse-
ments. — Deux mots du passé. — Les sources
Saint-Mart et Saint-Victor. — La source César —
La source Eugénie. — Sa découverte. — Les gisements de bitume. — La grotte du Chien et l'acide
carbonique.

Royat est un petit village d'Auvergne bâti
au pied d'un volcan[1] sur une coulée de lave.
L'établissement d'Eaux minérales en est dis-

[1] Gravenoire (825 mètres d altitude ; vue admirable),
curieux volcan qui a produit deux immenses coulées de
lave (plus de 57 millions de mètres cubes), l'une à l'est
jusqu'au puy de Crouël, l'autre au nord, recouvrant
toute la gorge où la Tiretaine a creusé son lit, et s'éten-
dant jusqu'à Chamalières

1

tant de quinze minutes et se trouve sur la
route qui conduit à Clermont-Ferrand. Une
gare qui sera livrée avant peu mettra Royat
en communication directe avec tous les points
de la France et toutes les capitales de l'Europe. La station et ses environs offrent tous
les avantages aux visiteurs : un pays magnifique, un climat sain et agréable, une grande
richesse botanique, géologique et historique,
un excellent établissement et des Eaux minérales d'une valeur incontestée aujourd'hui.
Tout cela forme un ensemble de conditions
hygiéniques tellement favorables pour le corps
et pour l'esprit, qu'on ne les retrouve ainsi réunies et en telle harmonie que dans bien peu
de stations thermales.

Pline le Jeune a dit en parlant de je ne sais
quelle merveille des environs de Rome : « Nous
allons chercher bien loin des spectacles curieux, des choses rares que la nature a souvent
mises à nos portes. » Pline avait raison, et il ne
changerait pas de langage s'il voyait nos ren-
tiers oisifs, nos hauts fonctionnaires et nos
grands artistes en vacances, aller en Italie ou
en Suisse chercher la santé, le repos, l'enthou-
siasme, oubliant de visiter leur propre pays,
paraissant même ignorer qu'il est admirable,
riche de cent merveilles naturelles, rempli de
chefs-d'œuvre des arts de toutes les époques,
couvert de ruines, de souvenirs historiques,

de traditions et de légendes, étonnant de vérité surtout. Comment se fait-il que les Anglais connaissent si bien la France, que les Espagnols, les Grecs, les Russes de distinction en aient fait leur maison de campagne, et que pourtant les Français, les maîtres de la maison, soient ceux que pendant longtemps on y ait rencontrés le moins?

Dans notre Auvergne, par exemple, rien ne manque des richesses hydro-minerales qui font affluer les baigneurs en quête de santé, et cependant « il y a peu d'années encore, quelques hydrologues seuls connaissaient la station thermale de Royat. Il est vrai qu'elle était alors dans ses langes, a dit avec raison M. Cross, le spirituel chroniqueur du *Monde thermal*. Elle n'avait ni Casino, ni parc, ni hôtels confortables. La transformation dont Royat a été l'objet tient positivement du prodige. Il faut dire que Royat doit beaucoup à l'intelligente initiative de la Compagnie actuelle, et que les efforts de l'administration pour donner à cette ville d'Eaux le rang auquel elle peut légitimement prétendre dans la carte hydrologique de notre pays n'ont pas peu contribué à ce large développement, à ce rapide essor. Toutefois la situation est si heureuse, que Royat est né avec sa fortune, si j'ose ainsi m'exprimer, écrite sur son front.

« Cette charmante station thermale ne pou-

vait pas ne point devenir célèbre. En quittant
Clermont, la route ondule pendant quelques
minutes parmi des vignes et des vergers semés
de blanches maisons de campagne, puis
s'engage et s'encaisse entre deux murs sur-
montés de constructions de divers styles, mais
de styles généralement laids. Je désapprouve
ces constructions et ces murs : ils gâtent un
chemin qui devrait être ravissant. On m'as-
sure que tout cela sera prochainement changé.
Tant mieux : Royat doit avoir d'autres abords
et d'autres issues. Il ne faut pas que le chemin
du paradis terrestre ressemble à celui d'une
prison[1]. Lorsqu'on sort de cet encaissement, on
se trouve en face des premières constructions
de Royat, et l'on est surpris du caractère de ces
constructions étranges qui, dédaignant la règle
et l'équerre, sans ordre, au gré de leur caprice,
joyeusement, follement, comme des échappées
qu'elles sont, se sont éparpillées sur les flancs
opposés de deux montagnes. Elles ont sauté
sur les gradins formés par les rochers. Les
unes s'adossent au mont ; les autres, comme
pour voir de plus loin et pour respirer un air
plus pur, se sont hissées au sommet même des
rochers et dominent toute la vallée. Quelques-
unes se cachent sous les arbres et courent le

---

[1] Ces vœux sont aujourd'hui réalisés, et une superbe avenue va de Clermont au parc de Royat.

long du ruisseau; d'autres s'étagent à mi-côte.

« Pas de symétrie, pas d'alignement. On ne s'est servi du cordeau que pour tracer le parc, dont la disposition est extrêmement heureuse. On est étonné du parti que l'administration a su tirer d'un terrain si fortement incliné : on croirait qu'elle a eu entre les mains, pour la transformation de cette place, une baguette de fée. Des bassins, des eaux jaillissantes, des gazons, des bosquets, de jolies fleurs, le tout distribué avec intelligence, arrangé avec goût, font de ce parc, encore au berceau, une charmante et poétique promenade. Il s'étend du Casino à l'établissement thermal qui passe à juste titre pour un des mieux aménagés que nous ayons en France. Nous avons visité les bains : tout est propre, coquet, confortable. On voit que le service doit être fait avec ordre et régularité.

« Le Casino avec ses terrasses n'est, dit-on, que provisoire. C'est fâcheux, car tel qu'il est, j'admire le caractère pittoresque de cette construction noyée dans la verdure et à cheval sur une coulée de lave. C'est rustique et élégant tout à la fois.

« Mais ce qui est incomparable, c'est le coup d'œil qu'offrent les points élevés de Royat. Des terrasses des hôtels, la vue embrasse un panorama splendide.

« D'une part, la vallée de Royat, avec ses constructions pittoresques, ses ombrages, son ruisseau; l'établissement thermal, le parc, le mouvement de la foule des baigneurs; de l'autre, la grande ville de Clermont, groupée autour de sa cathédrale, une des plus belles de France, et les molles ondulations des coteaux verdoyants de la Limagne qu'égayent de blanches villas; ici l'âpreté de rudes montagnes, là la fertilité d'une des plus riches campagnes que l'on puisse voir. Quel spectacle! »

Le monticule au pied duquel est bâti l'établissement est le dernier gradin des montagnes qui vont atteindre la chaîne des monts Dôme. Il protége la station contre les vents de l'ouest, et contribue à la doter d'un climat très-doux dont l'influence sanitaire est manifeste pour tous.

Les rares orages qui nous visitent en été nous gratifient d'une quantité d'eau relativement considérable; cependant peu de boue et pas d'humidité. L'inclinaison du sol ne suffit pas à expliquer cette heureuse singularité qui tient surtout à ce que nous sommes dans un pays volcanique où les eaux sont absorbées rapidement par les pouzzolanes, les sables et les fissures des basaltes, comme cela se passe aux environs de Naples et en Sicile. Mais ces eaux ne sont aucunement perdues, elles sont filtrées par les sables et circulent sous toutes les coulées de lave, où il est facile d'aller les capter au moyen d'un tunnel mené perpendiculairement à l'axe de la coulée. Aussi les alentours sont riches en sources qui fournissent une eau potable très-claire, très-saine et très-agréable.

Tous les habitués de Royat ont visité Fontanas, célèbre par les sources qui lui ont donné son nom. Placé au-dessous et à quelque distance de la base du Puy de Dôme, il reçoit de lui des eaux si abondantes qu'en sortant du rocher elles font tourner plusieurs moulins, et forment presque en partie le ruisseau qui traverse le parc.

La configuration du pays, ainsi que sa position géographique, les conditions d'irrigation et de culture influent aussi sur le climat d'une manière très-favorable. La chaleur, même pendant les mois les plus chauds, n'est jamais très-forte ici, car elle est presque toujours tempérée par la brise légère des montagnes voisines.

D'après des observations très-exactes qui m'ont été communiquées par M. Alluard, le savant directeur de l'Observatoire du Puy de Dôme, la température a été dans ces dernières années de 15° en moyenne. Ajoutons que c'est ordinairement pendant les mois de juillet et d'août que nous avons les journées les plus chaudes, et, même alors, la chaleur ne dépasse que bien rarement 25° à l'ombre; c'est avant le lever du soleil que la température est la plus basse; elle atteint son maximum d'élévation de une à deux heures de l'après-midi; sa moyenne est le matin et le soir de huit à neuf heures.

Le degré de chaleur des différents moments de la journée ne diffère ordinairement que de quelques degrés pendant toute la saison des bains; il n'y a de grandes variations que lorsqu'il y a des orages. La moyenne de la pression atmosphérique des dernières huit années a été de 322,14 lignes de Paris. Les changements sont ici comme partout en rapport avec les conditions météorologiques générales. Ils ne sont considérables et subits que par les temps d'orage, même quand ceux-ci ne nous touchent pas et passent à une certaine distance.

Les orages, du reste, ne sont jamais dangereux chez nous, les montagnes qui sont situées à l'ouest les attirant de leur côté; mais en revanche ils nous procurent des ondées très-agréables, qui rafraîchissent l'atmosphère, détrempent la poussière, entraînent les autres émanations et modèrent ainsi la chaleur d jour. Les brouillards sont très-rares en ét et se dissipent très-rapidement dès que le solei se lève. La rosée est très-abondante pendan les nuits claires; c'est après le coucher d soleil qu'elle est le plus sensible; plus tar l'air redevient plus sec. L'air est pur, riche en oxygène, modérément chaud et humide, presque toujours en un état de circulation très-doux. Aussi s'accorde-t-on à regarder le climat de Royat comme très-sain, très-fortifiant et vivifiant. Les Romains, nos maîtres en fait d'hygiène, avant d'établir les vastes monuments dont nous retrouvons partout les vestiges, avaient dû reconnaître avant nous que cette contrée réunissait toutes les conditions de salubrité qu'ils recherchaient avec tant de soin pour l'assiette de leurs établissements. Depuis lors, les bouleversements météorologiques qui ont pu se produire n'ont changé ni la nature du sol ni la configuration du terrain.

Le *Grand Établissement thermal* est construit à 450 mètres d'altitude au pied de la montagne de Chateix, en face et à quelques mètres de la grande source Eugénie. La façade principale, orientée au midi, a 115 mètres de longueur. La partie centrale du bâtiment, percée de trois grandes ouvertures en arcades, est ornée de colonnes d'ordre ionique en lave de Volvic, qui se détachent en avant de l'édifice.

Ces colonnes sont surmontées de statues représentant des sujets mythologiques. L'ouverture du milieu sert de porte et conduit à un péristyle grandiose et très-habilement décoré par l'architecte Ledru, de manière à rappeler les fresques des bains romains. Les galeries

des bains se développent à gauche et à droite,
larges, hautes et bien éclairées; elles renferment chacune vingt-quatre cabinets munis
d'une baignoire en lave de Volvic, et un
cabinet de luxe disposé en cabinet de toilette,
contenant deux baignoires en marbre blanc.
Chaque baignoire peut recevoir de l'eau minérale naturelle à $34^o,5$ et de l'eau minérale
chauffée à la vapeur à 60° centigrades, ce qui
permet d'obtenir par le mélange toutes les
températures intermédiaires.

Tout l'établissement est divisé en deux parties symétriques, dont l'une est affectée au
service des hommes et l'autre au service des
dames; ce que nous dirons donc de l'une peut
être appliqué à l'autre. A l'extrémité de chaque
galerie est une salle spéciale dans laquelle sont
installés les services de pulvérisation et de
douches pharyngiennes, les bains et les douches de gaz acide carbonique. Du péristyle,
on descend par deux larges escaliers à la piscine, aux galeries de douches, aux salles d'aspiration des dames et aux salles d'hydrothérapie, car l'établissement offre aujourd'hui
toutes les ressources que réclame le traitement
par les eaux minérales. Vaste piscine de natation alimentée par la source Eugénie, douches de toutes sortes, nombreux cabinets de
bains, remarquables salles d'hydrothérapie,
d'inhalation et de pulvérisation; rien n'est

omis pour satisfaire aux exigences des traitements. Et tout cela avec une installation qui ne le cède point à celle des plus beaux établissements de l'étranger. Voici, du reste, la nomenclature succincte de l'arsenal thérapeutique de Royat :

Bains ordinaires à eau courante, bains de siége, bains de pieds, bains de vapeur, bains de gaz acide carbonique, bains de piscine, bains russes, bains turcs, bains de César, grandes douches chaudes isolées, grandes douches chaudes dans le bain, petites douches locales, prises à part ou dans le bain, petites douches internes dans le bain, douches écossaises, douches ascendantes, douches froides, douches de vapeur générales, douches de vapeur locales, douches de gaz acide carbonique, douches de pieds, douches ascendantes, aspirations, pulvérisations au cylindre, au tamis, en jet; douches naso-pharyngiennes, hydrothérapie, etc., etc...

La *Nouvelle Compagnie des eaux de Royat* a aussi entrepris de doter la station de tout le confort et le luxe que réclame un lieu aussi favorisé par la nature, et chaque année elle exécute quelques-unes des améliorations projetées pour donner à Royat un développement en rapport avec son importance, qui chaque jour va croissant, comme on peut s'en convaincre par le nombre des baigneurs qui ont fréquenté cette station; il était en 1850 de 427; en 1860, de 764; en 1869, de 1,650; en 1872, de 2,506; en 1877, de 3,000; en 1880, de 5,000.

Si les Thermes de Royat ont acquis une notoriété chaque jour plus grande, ils la doivent aux malades qui, venus pour y chercher la santé, proclament ensuite au loin les résultats qu'ils en ont obtenus. Ils la doivent aussi aux médecins, chaque année plus nombreux, qui y envoient leurs clients ou qui y conduisent leur famille.

La *Piscine de Royat* est un immense bassin de 130 mètres carrés représentant un plan incliné de 1,80 à sa partie la plus déclive, de 50 centimètres au point le moins profond. Elle est alimentée et traversée constamment par un courant d'eau minérale à 33° cent. qui maintient l'eau à une température presque uniforme. Les enfants comme les grandes personnes peuvent s'y livrer au plaisir de la natation dans un vrai bassin d'eau minérale; aussi quelle animation et quel succès! La piscine est réservée aux dames le matin, aux messieurs le soir.

Après le repos de la nuit, il se forme à la surface de la nappe liquide une couche de substances salines, épaisse de plusieurs millimètres. Cette couche opaque, qui pourrait faire douter de la propreté du bain, est au contraire la meilleure et la plus visible attestation des qualités bienfaisantes de l'eau minérale de Royat. Ajoutons enfin qu'un maître nageur est toujours dans la salle à la disposition des baigneurs désireux d'apprendre les secrets de la natation.

L'eau de Royat est douce et onctueuse; elle ne dessèche pas la peau et lui laisse toute sa souplesse. Elle doit cette propriété, moins à quelques matières confervoïdes qu'elle renferme, qu'à la saponification des produits sébacés de la peau par les sels alcalins qui entrent dans sa composition. Sa saveur est piquante, aigrelette, salée et ferrugineuse; elle est tiède, et pourtant son goût n'est pas désagréable; elle n'a d'autre odeur que celle de l'acide carbonique qui la fait sortir en bouillonnant du sol. Le médecin peut disposer de plusieurs sources très-différentes entre elles, tant au point de vue thérapeutique qu'au point de vue chimique. Les principales portent les noms de *sources Eugénie, César, Saint-Mart* et *Saint-Victor*. Elles forment, comme on l'a dit, une *gamme variée de minéralisation et de température* (35°, 32°, 29° et 20° centigr.) (5^{gr}, 4^{gr}, 3^{gr} et 2^{gr} de sels par litre). Quant aux principes minéralisateurs, on porte généralement une attention trop exclusive sur certains d'entre eux au détriment de quelques autres qui accompagnent les premiers, et qui souvent réagissent sur eux avec assez de force pour les dénaturer et changer complétement la forme du médicament. C'est ainsi qu'il y a quelques années, on ne voyait que le lithium dans les eaux de Royat, et cependant si on veut jeter les yeux sur le tableau suivant qui renferme les différentes analyses des sources de Royat, on verra à combien d'éléments variés la thérapeutique thermale de cette station peut faire appel. (V. tableau 1, page 15.)

Les eaux de Royat sont donc chlorurées, bicarbonatées, mixtes, ferrugineuses. Elles renferment du bicarbonate de soude en quantité assez notable, et à doses moindres des bicarbonates de chaux, de potasse et de magnésie. Près de deux grammes de chlorure de sodium par litre, un peu de fer et d'arsenic en font un agent intermédiaire entre les eaux fortement alcalinisées et les eaux salines simples.

Mais bien avant l'analyse chimique, l'observation médicale avait fixé le champ des indications thérapeutiques; cette analyse est venue confirmer les données empiriques et les étendre encore, comme nous le verrons plus loin; il y a toujours eu concordance parfaite entre les faits de la clinique pure et les découvertes de la chimie pure, ce qui doit nous inspirer confiance, car ces deux branches de l'art de guérir exercent l'une sur l'autre un contrôle permanent.

(1) SOURCES	CÉSAR (M. Lefort)	EUGÉNIE (M. Lefort)	S.-MART (M. Truchot)	S.-VICTOR (M. Truchot)
Débit en 24 heures, litres.......	34.500	1.440.000	25.000	30.000
Température	29°	35°,5	31°	20°
Bicarbonate de soude.........	0.392	1.349	0.8003	0.8886
— de potasse.......:	0.286	0.435	0.1701	0.8886
— de chaux	0.686	1.000	0.9692	1.0121
— de magnésie	9.397	0.677	0.6560	0.6464
— de fer.............	0.025	0.040	0.0230	0.0560
— de manganèse.....	Traces.	Traces.	Traces.	Traces.
Sulfate de soude..............	0.115	0.185	0.1463	0.1656
Phosphate de soude............	0.014	0.018	Traces.	Traces
Arséniate de soude............	0.001	0.004	0,002	0,005
Chlorure de sodium...........	0.766	1.728	1.5655	1.6497
Iodure et bromure de sodium...	Traces.	Indices.	Traces.	Traces.
Silice.......................	0.167	0.156	0.0945	0.0950
Alumine et matières organiques.	Traces.	Traces.	Traces.	Traces.
Chlorure de lithium...........	0.009	0.037	0.0350	0.0350
Total des matières fixes........	2.857	5.623	4.451	5.437
Gaz acide carbonique libre.....	1.229	0.377	1.709	1.492

A ROYAT.

15

Les eaux de Royat et celles d'Ems ont de trop grands rapports pour que nous ne mettions pas en regard les analyses comparées des eaux de ces deux stations, telles que nous les a données le Dr Labat dans un excellent parallèle sur lequel nous reviendrons plus loin. (V. tableau 2, page 17.)

Récemment encore, M. Willm, chef des travaux chimiques à la Faculté de médecine de Paris, a voulu doser l'arsenic signalé dans les eaux de Royat par MM. Thénard et Lefort. Il a constaté que les eaux renferment *quatre milligrammes et demi* par litre *d'arséniate de soude*. La dose n'est pas contestable; elle est contrôlée par les résultats obtenus par M. Carnot, directeur du bureau d'essai à l'École des mines.

École des Mines   *Bureau d'Essai*
—   **1880**   —

RECHERCHE DE L'ARSENIC
DANS LES EAUX ARSENICALES DE ROYAT

	SOURCE St-Victor	SOURCE César	SOURCE St-Marc
ARSENIC............	0.0011	0.0002	0.0004
ou			
Acide arsenique....	0.0017	0.0003	0.0006
ou			
Arséniate de soude officinal	0.00457	0.00083	0.00166

Le directeur du bureau d'essai,
A. CARNOT.

2) EMS ET ROYAT ANALYSES COMPARÉES	KESSEL (M. Frésénius) 1871	ROYAT (M. Lefort) 1857	S.–MART (M. Truchot) 1876	VICTORIA (M. Frésénius) 1857
Bicarbonate de soude..........	1.990	1.349	0.421	2.020
— de potasse.........	»	0..435	0.365	»
— de lithine.........	0.0057	»	»	0.0014
— de chaux.........	0.220	1.000	0.953	0.212
— de magnésie.......	0.182	0.677	0.611	0.196
— de fer.............	0.003	0.04	0.043	0.002
Sulfate de soude.............	0.015	0.185	1.682	0.962
— de potasse.............	0.044	»	0.035	»
Phosphate de soude...........	0.0005	0.018	0.163	»
Chlorure de sodium...........	1.031	1.728	»	0.945
Silice.......................	0.049	0.156	0.102	0.048
Chlorure de lithium (Truchot)..	0.035	0.035	0.035	0.008
	3.5402	5.623	4.456	3.486
Acide carbonique libre........	0.930	0.748	1.709	1.20
Température........	46°5C.	35°5C.	30°C.	28°C.

Le dosage de l'arsenic, qui est entièrement contenu dans le dépôt, sans doute sous forme d'arséniate de fer, a été effectué sur le dépôt de 10 litres.

On évaporait à sec 10 litres d'eau, et on dissolvait la partie du résidu insoluble dans l'acide sulfurique *pur* et étendu d'eau. La solution filtrée du sulfate calcique, après avoir été concentrée à 150 ou 200 centimètres cubes, était introduite dans un appareil de Marsh contenant du zinc pur [1]. L'hydrogène dégagé était reçu dans de l'acide nitrique fumant pur, contenu dans un appareil à boules. L'hydrogène arsénié est converti ainsi en acide arsénique qui reste pour résidu lorsqu'on évapore l'acide nitrique à sec. Cet acide arsénique a ensuite été dosé volumétriquement par une solution titrée d'acétate d'urane (10^{cc} de cette solution correspondaient à $0^{gr},01$ d'arsenic). Le mode d'opérer est celui qui a été indiqué récemment par MM. Millot et Maquenne.

Cette quantité considérable d'arsenic ne nous fournit-elle pas l'explication des succès constants de nos eaux et de nos salles d'aspiration dans les affections des voies respiratoires ? « N'est-elle pas, comme l'a écrit tout récemment notre confrère M. Boucomont,

---

[1] L'acide sulfurique et le zinc employés n'ont pas, à eux seuls, donné un anneau d'arsenic après une heure.

n'est-elle pas l'interprétation théorique des faits que nous révélait depuis vingt ans la pratique journalière ? Nos liens de parenté avec les stations voisines, le Mont-Dore et la Bourboule, qui tirent de l'arsenic leurs plus beaux arguments, nous donnaient bien cependant quelques droits de rechercher comme elles nos titres de noblesse et de les faire valoir. »

Les eaux minérales de Royat sortent des arkoses ou des travertins superposés. Elles ne peuvent donc rien emprunter à ces roches, non plus qu'aux trachytes ou aux basaltes qui ne cèdent aucun élément à l'eau bouillante, sinon un peu de matière organique. Il faut donc bien admettre, comme l'a dit M. Labat, pour expliquer leur minéralisation, l'influence des pressions et la haute température des profondeurs. « Les eaux thermales de Royat seraient donc, d'après ce savant auteur, un petit phénomène éruptif contemporain des autres fournissant des produits similaires; une petite bouche volcanique d'eau minérale toujours ouverte sans menacer personne, apportant, au contraire, la santé ou le soulagement des maux. » C'est ainsi que certains auteurs ont admis comme causes de la thermalité d'anciens foyers volcaniques ayant perdu leur activité, tandis que d'autres rapportent ce phénomène à la chaleur propre des couches du globe dont la température s'accroît à mesure qu'elles deviennent plus profondes, et qui peuvent ainsi communiquer leur chaleur aux courants qui les traversent. Le professeur Anglada reconnaît que ces deux hypothèses s'appuient sur des raisons assez sérieuses.

Au commencement, la pensée d'attribuer aux volcans la production de la chaleur des eaux thermales, tout en s'étant présentée des premières dans l'esprit des physiciens et tout en ayant en sa faveur l'existence très-fréquente de sources chaudes dans le voisinage des volcans en pleine activité, eut peu de succès, parce qu'elle n'était basée que sur un simple rapprochement, assez vague, du reste, et qu'elle n'expliquait pas la thermalité des sources, assez nombreuses aussi dans les régions non volcaniques.

Plus tard, Berzélius défendit cette opinion avec talent en faisant jouer un rôle aux volcans éteints de la Bohême et à ceux de notre Auvergne, deux contrées également riches en sources chaudes, d'une origine incontestablement volcanique et qui présentent en outre une conformité même extérieure identique. Il a fait ressortir le grand nombre des sources thermales dans ces deux régions, l'analogie dans leur composition chimique, et le caractère géologique spécial des terrains où elles prennent naissance, montrant ainsi qu'on n'avait pas sous les yeux une pure affaire de hasard ou une simple coïncidence.

D'après certains auteurs, quoique cette opinion n'explique pas la caléfaction des sources que l'on rencontre dans un sol n'ayant rien de volcanique, on doit cependant la maintenir pour les autres sources, car les probabilités sont en sa faveur. Après s'être ainsi rendu un compte plus ou moins satisfaisant de la thermalité des sources appartenant aux terrains d'éruption volcanique, pour se rendre raison de la haute température des eaux se trouvant en dehors de la sphère d'action de ses grands foyers de chaleur, on en est arrivé à supposer l'existence d'une source calorique dans l'intérieur du globe. Cette hypothèse existait déjà dans l'antiquité; mais à cette époque où l'on n'avait encore aucune notion de géologie, on admettait l'existence d'un second soleil renfermé dans l'intérieur de la terre, ou bien encore d'un grand feu brûlant sans le secours de l'air et trouvant toujours des matériaux nouveaux pour entretenir sa combustion.

On ne croit plus ni à ce brasier immense et ne s'éteignant jamais, ni à ce second soleil; mais on dit que le calorique provient simplement des parties profondes du globe encore en fusion, tandis que les premières seulement se sont solidifiées en se refroidissant. De Laplace a admis cette opinion et croit qu'on peut expliquer ainsi la chaleur des eaux thermales et leur température constante : d'après lui, les eaux pluviales rencontrant un terrain per- méable peuvent pénétrer jusqu'à une grande profondeur, s'y échauffer jusqu'à 100 et deve- nir plus légères par le fait même, s'élever pour être remplacées par les eaux supérieures; on aurait ainsi un courant ascendant d'eau chaude et un courant descendant d'eau froide. Ces deux hypothèses sont assez admissibles sui- vant les circonstances géologiques et la na- ture des terrains d'où sortent les eaux; mais doit-on en conclure qu'elles sont l'expression exacte de la vérité?

On a aussi essayé de rendre raison de la chaleur des eaux thermales en l'attribuant à certaines réactions chimiques qui se pas- seraient dans l'intérieur du globe; il fau- drait, pour admettre cela, retrouver dans les eaux certains produits de ces réactions qui auraient été entraînés; souvent il n'en est rien. Les partisans de cette explication ont alors dit qu'il n'était pas nécessaire que ces actions aient lieu sur le passage même des eaux, mais dans leur voisinage; elles se- raient alors échauffées par une simple trans- mission conductrice.

On a fait à cette interprétation une objec- tion sérieuse; on ne peut pas admettre l'inter-

vention des réactions chimiques, dans la production du phénomène dont il s'agit, car il
est impossible de concevoir des actions chimiques qui auraient pu se maintenir, depuis
si longtemps, au même degré d'activité, de façon à laisser aux eaux une composition constante et toujours identique avec elle-même.
De plus, en voyant la disproportion qu'il y a
entre la chaleur d'un grand nombre d'eaux
thermales et la petite proportion de leurs principes minéralisateurs, on ne peut admettre
en aucune façon l'influence d'une action
chimique ordinaire. On a encore donné d'autres raisons plus ou moins satisfaisantes que
nous passerons sous silence, car nous nous
sommes déjà arrêté trop longtemps sur ce
sujet; aussi, pour résumer le débat, nous allons rapporter l'opinion de Louis Figuier,
qui nous paraît la plus conforme aux données
actuelles de la science et qui résume toutes
les connaissances géologiques sur la matière.

« a chaleur des eaux thermales, dit-il, provient de ce que les eaux ont pénétré fort bas
dans l'intérieur de la terre et se sont échauffées
au contact des roches rendues brûlantes par
le voisinage du feu central. A la profondeur de
3 kilomètres, les roches ont une température
de 100 degrés; dès lors, si par une fissure
d'une longueur suffisante les eaux pluviales

pénètrent jusqu'à cette profondeur, elles s'é-
chauffent jusqu'à 100 degrés; devenues ainsi
plus légères, elles s'élèvent à la partie supé,
rieure de la colonne d'eau, et si elles trouvent
sur leur passage un libre écoulement au
dehors, elles apparaissent au jour avec une
température plus ou moins élevée. »

La *source Saint-Victor*, nouvellement mise
au jour, a son griffon dans un sous-sol de
construction romaine. Le puits se trouve dans
une pièce rectangulaire large de dix mètres,
longue de quinze. La voûte de cette curieuse
chambre présente une épaisseur de plus d'un
mètre, est absolument plate, et paraît se prolonger sur une étendue d'environ quatre-vingts
mètres. Quant aux murs de support, ils sont
formés de pierres octogones symétriquement
rangées en mosaïques, ce que les archéologues
appellent en *petit appareil*. Coïncidence curieuse, le même genre de maçonnerie a été
retrouvé au sommet du Puy de Dôme, dans
les substructions du temple de Vasso découvert en 1877.

Les travaux de déblais, exécutés en 1875,
permettent de supposer qu'il y avait là un
édifice considérable, le plus important débris,
peut-être, des thermes romains de Royat.
L'eau de la source Saint-Victor dépose en
s'écoulant sur le sol une quantité notable
d'oxyde de fer d'une couleur rouge plus vive

que celle des autres sources. Elle est aussi
la plus ferrugineuse : six centigrammes par
litre, et les substructions romaines qui l'entourent nous font prévoir son importance.
Sa température est de 20 degrés, et la somme
de ses principes minéralisateurs, de 4^{gr},637 par
litre. Grâce à l'abondance de son acide carbonique et à sa température relativement basse,
elle est d'un transport facile et d'une conser-
vation certaine. Aussi, depuis sa découverte
en 1875, l'exportation en est devenue très-
importante. Elle convient surtout aux femmes
et particulièrement aux jeunes filles ou jeunes
femmes atteintes de chlorose, aménorrhée,
pertes blanches, névralgies, faiblesse, et comme
elle renferme en même temps l'*arsenic* à dose
médicamenteuse, on comprend qu'elle soit le
meilleur mode d'administration de l'arsenic
et du fer combinés.

La *source Saint-Mart* alimentait vers 1835
quelques modestes baignoires placées sous
une petite construction sur le bord de la Tiretaine. A cette époque, un ouragan terrible dé-
vasta la vallée de Royat, emportant tout sur
son passage. Depuis ce jour, l'eau minérale
coulait improductive dans le ruisseau.

En 1875, cependant, des fouilles importantes
furent entreprises et permirent de retrouver
la source Saint-Mart. L'eau est à 30°. Le puits
principal est situé à la base du puits Chateix.

Trois sources de température différente furent captées séparément dans le même puits par les soins de M. Lordereau, ingénieur habile, chargé de diriger les travaux de résurrection de la source. Si l'on plonge la main dans cette eau, elle s'y couvre, comme à César et en quelques secondes, d'un voile de petites perles transparentes qui indiquent une richesse exceptionnelle en acide carbonique.

Sa minéralisation la rapproche beaucoup de la précédente, et sa température intermédiaire entre la source Eugénie et la source César la rend précieuse pour les bains tempérés. Elle bouillonne toutes les quatre ou cinq minutes et entraîne chaque fois une grande quantité de matières confervoïdes filandreuses et verdâtres pareilles à celles des eaux de Néris et de la source de l'hôpital à Vichy. Dans le verre, elle petille comme du champagne et dissimule mieux que ses congénères sa richesse métallique et ses bases puissantes. L'analyse, en effet, nous montre dans l'eau de cette source les principes alcalins unis aux éléments les plus toniques. Elle renferme aussi $0^{gr},035$ de chlorure de lithium, et on l'emploie avec succès contre la goutte, les affections des voies respiratoires, les maladies de peau, la gravelle, les gastralgies, etc.

Elle n'est qu'à 3o degrés centigrades, mais elle est assez gazeuse et assez abondante pour permettre de donner des bains à une température intermédiaire entre ceux de César et ceux de la Grande Source. Il est question d'amener cette source et celle de César dans un établissement spécial qui serait construit sur les ruines de l'établissement romain.

On l'emploie avec succès à domicile contre la goutte, les affections des voies respiratoires, les bronchites et les laryngites, le maladies de peau de nature rhumatismale, les affections utérines.

La *source César*, la moins minéralisée des sources de Royat, fut découverte en 1822 au rez-de-chaussée d'un moulin construit sur la rive gauche de la Tiretaine.

Céasr est la mieux connue des sources de Royat. C'est, à la fois, une eau de table exquise, et une eau médicinale très-appréciée. Elle alimente actuellement un petit établissement où la chlorose et le nervosisme sous toutes leurs formes sont activement combattus.

Cette eau minérale, d'une saveur acidulée, légèrement alcaline et ferrugineuse, est très-agréable à boire. Elle rougit le papier de tournesol d'une manière sensible ; sa température fixe est de 29° centigrades et sa densité de 1,0016 ; la somme de ses principes minéralisateurs est de 2 gr. 857.

Grâce à sa composition mixte (bicarbonate de

soude, de chaux et de magnésie, et chlorure de sodium) et à la dose relativement peu élevée de sels sodiques qu'elle contient, l'eau de César est légèrement excitante, très-tonique, et n'a pas la propriété débilitante des eaux exclusivement composées de bicarbonate de soude. Comme les eaux alcalines, elle a le privilége d'agir sur l'économie, sans en avoir les inconvénients.

La petite proportion de fer qu'elle contient rend son usage précieux pour les personnes qui ne peuvent, sous d'autres formes, supporter l'ingestion du fer sans éprouver des chaleurs et les douleurs d'estomac de la gastralgie. Dans cette proportion le métal est assimilé complétement, il révèle rapidement son action reconstituante sans causer aucun trouble ni malaise. Il n'est pas non plus d'eau plus agréable dans le régime que l'eau de César.

L'action diurétique est une des plus remarquables de l'eau de César ; dans les affections catarrhales de la vessie, dans la gravelle, dans la goutte, on peut lui demander l'action élective modificatrice sur les organes génito-urinaires, si utile dans le traitement de ces maladies, sans craindre de voir manquer l'effet désiré.

Prise en état de santé, l'eau de César exalte la muqueuse de l'estomac, développe l'appétit, augmente considérablement la sécrétion de l'urine et facilite la digestion. Elle est employée avec le plus grand succès contre les digestions difficiles et pénibles, la chlorose, la chloro-anémie, diverses névralgies, les affections du foie, liées à des troubles prolongés de la digestion, le diabète, le catarrhe de la vessie, la goutte, les catarrhes utérins, les pertes blanches, les pertes séminales, l'état nerveux, et dans les fièvres intermittentes et les convalescences longues, suite de maladies fébriles graves, et dans la plupart des maladies des voies urinaires.

La *source Eugénie*, qui débite par jour 1 million 440,000 litres d'eau minérale, est une des plus curieuses sources que l'on connaisse. Sa température uniforme de 35° centigrades ou 95 Fahrenheit permet d'alimenter directement les nombreux cabinets de bains et la vaste piscine de l'établissement. Avec une température plus élevée, 40° ou 50° centigrades, par exemple, il faudrait refroidir l'eau par des procédés artificiels, expositions à l'air, conduites souterraines, etc..., ou bien la mélanger d'eau plus froide, minérale ou autre ; mais alors les propriétés synthétiques et chimiques de l'eau seraient-elles absolument les mêmes? Nous ne le croyons pas, car les sels pourraient se précipiter, et l'état électrique de l'eau disparaîtrait entièrement. Ainsi donc, comme température, avantage immense et incontestable.

2.

Quant au débit, une source dont le griffon fournit environ 1,000 litres à la minute, voilà de quoi assurer les services les plus compliqués. Elle jaillit en bouillonnant convulsivement, comme l'eau sur le feu, et forme des gerbes d'eau d'un merveilleux effet.

C'est à cette source précieuse que les bains de Royat doivent leur réputation, aujourd'hui presque universelle. C'est son abondance qui permet de laisser couler l'eau dans la baignoire pendant toute la durée du bain, en sorte, comme nous l'avons dit, que les principes médicaux minéralisateurs se renouvellent sans cesse, condition essentielle de succès avec la température uniforme de l'eau au début et à la fin de l'immersion du corps.

Sa température fixe est de 35°,5 centigrades à son point d'émergence; la somme de ses principes minéralisateurs est de 4ᵍʳ,155. Elle contient par litre quatre miligrammes et demi d'arsenic, cinq centigrammes de fer, de la chaux, du chlorure de sodium, de l'acide carbonique et des bicarbonates.

Rien n'est curieux comme l'historique de la source Eugénie :

Legrand d'Auysi, Belleforest, Audigier, Chomel, Delaibre, dans leurs écrits sur l'Auvergne, publiés à différentes époques, ont fait mention des sources de Royat; mais il est douteux que les renseignements laissés par

ces auteurs s'appliquent à la grande source
Eugénie.

L'existence d'anciennes constructions, écrit
le docteur Nivet, était complétement oubliée à
Royat, lorsque la rectification de la route per-
mit de faire, dans le chemin abandonné, des
observations qui mirent sur la voie d'une importante découverte. La neige qui tombait
en cet endroit fondait avec une grande rapidité; des dépôts de carbonate de fer existaient
dans les fossés du voisinage : ces indices firent
soupçonner la présence d'une source thermale : les habitants de Royat, encouragés par
l'abbé Vedrine et par l'ancien maire Thibaud,
se mirent à l'œuvre, sous la direction de
M. Zani, fontainier à Clermont, et le 22 fé-
vrier 1843 les pionniers pénétrèrent dans un
petit bâtiment carré, dont la voûte était large-
ment ouverte. Le reste de l'édifice était bien
conservé; il avait quatre mètres de côté : une
piscine occupait son centre; elle était divisée
en deux baignoires par une cloison médiane;
plusieurs tuyaux en terre cuite venaient s'y
ouvrir : l'un deux laissait arriver dans l'une
des baignoires une source minérale qui faisait
monter le thermomètre centigrade à 34°. Une
avance permettait de circuler autour de la piscine. La porte tournée vers le nord était sou-
tenue par des montants en lave poreuse et
feldspathique. S'il est vrai, comme le préten-

dent quelques archéologues, que l'emploi de cette dernière pierre de taille remonte seulement au dixième ou onzième siècle, on doit admettre que l'abandon de ces piscines est postérieure à l'une des époques que nous venons d'indiquer. Le 18 mai, une autre construction fort curieuse fut déblayée; c'était un massif en béton, carré à l'extérieur, ayant quatre mètres cinquante centimètres de côté. Dans ce carré était inscrite une cavité irrégulièrement hexagonale, garnie intérieurement d'un banc peu élevé qui en faisait le tour. La profondeur totale de cette piscine était de cent soixante centimètres. Quelques suintements d'eau acidule pénétraient avec difficulté dans ce réservoir, lorsqu'un ouvrier, en frappant un coup de pince, donna issue à une nouvelle source thermale.

En détruisant les couches supérieures des travertins placés entre les deux piscines, on vit sortir des sources nombreuses dont la chaleur variait entre 30° et 33° centigrades; elles s'échappaient au-dessous des coupures faites du côté du sud; leur volume total, en y comprenant celui des sources des piscines, était, en 1844, de 196 litres à la minute.

Pendant que l'on creusait, en 1845, un canal destiné à permettre l'écoulement au dehors de l'acide carbonique, on découvrit encore une source à 35° centigrades dont le volume avait

84 litres, et après que les piscines eurent été
déblayées et la source de la buvette captée, on
enferma l'excavation, où se réunissait le reste
des eaux, dans un bâtiment en planches,
dont la porte s'ouvrait du côté du nord. Des
baignoires en zinc, plongées dans le liquide
minéral et communiquant avec lui par une
large ouverture, permirent de séparer les malades les uns des autres.

Cette construction, qui prit le nom d'Établissement thermal de Royat, contenait quinze
cabinets à bains, une piscine divisée en plusieurs loges par des cloisons, et une chaudière
servant à chauffer l'eau des douches. Le sol
de l'édifice était en contre-bas, ce qui rendait
l'aération très-incomplète. La buvette était au-
dessous de lui, devant la piscine carrée. A
cette époque, la ferme de l'Établissement thermal fut adjugée à M. Buchetti-Zani; un canal
fut construit sous la route et conduisit au ruisseau l'acide carbonique et l'eau minérale; la
source principale captée et élevée servit à alimenter les baignoires en pierre qui remplacè-
rent les baignoires en zinc dont l'eau minérale
avait considérablement diminué la solidité en
les perforant sur un grand nombre de points.

Au mois de décembre 1853 [1], de nouveaux

---

[1] De 1843 à 1853, la grande source de Royat a donc
débité seulement 250 litres par minute.

travaux furent entrepris. Les brèches à ciment d'aragonite qui supportaient le mur méridional de l'ancien établissement furent attaquées à l'aide de la mine et du ciseau, et bientôt une gerbe colossale d'acide carbonique et d'eau minérale fit irruption et jaillit à une grande distance. Les jours suivants on agrandit l'ouverture de la nouvelle source, qui fit disparaître presque complétement les sources des bains et des piscines.

La source ne donnait le 8 décembre 1853 que 712 litres par minute. Les fouilles ayant été continuées, M. François, ingénieur des mines, trouvait quelques jours plus tard 857 litres, et le volume des eaux mesuré à basse pression s'éleva à 1,000 litres par minute lorsqu'on put employer une machine à percussion pour briser les travertins calcaires.

Le captage provisoire de la source thermale de Royat fut exécuté de la manière suivante : on renversa au-dessus d'elle une cuve de bois autour de laquelle on bâtit une voûte en maçonnerie. Un tampon et deux tubes volumineux furent adaptés à cet appareil. Le tampon sert à vider la source dans un canal de dérivation; quand il est fermé, l'eau remonte par les deux tubes dans le réservoir de distribution qui alimente la buvette et l'Établissement. Tous les canaux aquifères sont entourés de charbon de bois pilé.

Comme on le voit, toutes les précautions ont
été prises pour assurer le débit et la conserva-
tion de l'eau.

Voici donc quatre sources bien abondantes.
Et cependant Royat ne possède pas tout ce
qu'il pourrait avoir. Des témoins oculaires
nous ont assuré que plusieurs griffons ont été
enfouis en face de l'établissement après le
captage de la source Eugénie, de sorte que
nous espérons encore beaucoup des futures ressources minérales de la station.

L'histoire ne rapporte pas dans quels cas pathologiques nos eaux étaient employées autrefois; néanmoins, c'est déjà une grande pré-
somption qu'elles avaient des propriétés efficaces reconnues que de constater autour des
sources des piscines en ciment presque indes-
tructible et des débris gigantesques de monuments enrichis de bronze et de marbre. Ces derniers temps encore, les déblais nécessités par
la nouvelle avenue de Royat et les piles du pont
du chemin de fer ont mis à jour, à l'entrée
de la vallée de Royat, derrière le château de
Saint-Victor, au pied du mont Chateix, les
vestiges importants de substructions antiques.
La voie est, en effet, sillonnée sur une grande
étendue de canaux et de souterrains encroûtés
de travertins calcaires. Ces canaux étaient
certainement destinés à conduire les eaux des
sources Eugénie, César et Saint-Mart dans un

établissement qui nous paraît avoir existé au-
dessus de la source Saint-Victor, et qui devait
s'étendre en deçà du viaduc presque dans le
parc Touraud. Il est bien certain que des murs
épais de trois mètres, que des voûtes de
soixante mètres de surface, ne pouvaient être
destinés qu'à supporter des constructions considérables. Or, nous avons vu nous-même
détruire en partie avec la mine ces murs et ces
voûtes pour la construction des piles du pont
du chemin de fer qui traverse la vallée de
Royat.

Ces édifices somptueux élevés par les Romains, partout où ils rencontraient des sources
minérales, indiquent que chez eux le goût des
bains allait jusqu'à la passion et attestent aussi
leur sollicitude pour la santé des armées, car
c'est en se plongeant dans les piscines que
le soldat se reposait de ses fatigues et se for-
tifiait pour de nouveaux combats; mais ils
nous montrent également que les Romains
étaient, comme je l'ai déjà dit, des *sourciers*
de premier ordre. Ils se gardaient bien, en
effet, aussitôt une source découverte, de bâtir
au-dessus du griffon un établissement balnéaire; ils recherchaient pour les assises de
leurs thermes un point du sol en contre-bas du
griffon et allaient quelquefois construire à de
très-grandes distances. Ils secondaient la nature et n'avaient point besoin de pompes ou

autres engins pour remonter l'eau dans les baignoires : la déclivité du terrain était leur meilleure machine hydraulique.

Nous devons enfin signaler comme se rattachant aux eaux de Royat : 1° les sources ferrugineuses de Clermont et des Roches; 2° les *gisements de bitume* du Puy de l'Écorchade situés à quelques pas de la source Saint-Victor, gisements considérables et qui doteront notre station, quand on le voudra, d'un auxiliaire puissant, d'une source bitumineuse; 3° le dégagement curieux et intéressant d'acide carbonique qui de tout temps a été constaté dans la *grotte du Chien de Royat,* et vient témoigner, dans ce pays volcanique, du travail incessant des laboratoires souterrains.

Les phénomènes observés, dit Henri de Parville dans ses *Causeries scientifiques,* sont les mêmes à Pouzzoles et à Royat; plus curieux, cependant, à Royat, précisément à cause des grandes dimensions de la grotte du Chien.

Les expériences curieuses dont tant d'étrangers ont été témoins dans la grotte du Chien de Naples ne sont rien comparées à celles qui se font journellement dans celle de Royat.

L'homme en y pénétrant n'éprouve aucune sensation particulière, mais le chien qui veut y suivre son maître ne tarde pas à donner les signes du plus étrange malaise et à prendre la fuite, quelles que soient les caresses ou les menaces qui lui sont faites; et toute personne qui pénétrerait dans la grotte et resterait quelque temps étendue sur le sol, serait bien sûre de n'en plus sortir. Ajoutons cependant qu'un visiteur y peut allumer son cigare sans la moindre difficulté; mais l'allumette s'éteint avant d'avoir touché la terre; une feuille de papier flambant à une certaine hauteur s'éteint de même à soixante centimètres du sol, quelque effort que l'on fasse pour en entretenir la combustion. Les feux grégeois seuls résistent et brillent avec éclat.

La cause de ces phénomènes qui troublaient l'imagination des populations ignorantes est aujourd'hui parfaitement connue de la science et bien simple en réalité. C'est un dégagement de gaz acide carbonique (gaz plus lourd que l'air) qui se produit dans la grotte et s'y dépose en une couche épaisse que la haute taille de l'homme dépasse, mais dans laquelle le chien est plongé tout entier. Or, l'acide carbonique n'entretient ni la respiration, ni la combustion. C'est pour cela que le chien y est asphyxié, que les plantes n'y peuvent vivre, que les corps enflammés s'y éteignent. Ainsi l'heureuse curiosité du touriste a mis en déroute les vieilles légendes qui avaient jusqu'alors défendu l'accès de ce merveilleux palais de chimie amusante. C'était, disait-on, un gouffre sans fond, communiquant avec un volcan dont les feux brûlent encore, hanté par les malins esprits, un soupirail de l'enfer, etc. La grotte est aujourd'hui visitée par tous ceux qui tiennent à connaître en détail les curiosités de l'Auvergne.

Certains jours la hauteur de la couche d'acide carbonique augmente; quelquefois, au contraire, elle diminue très-sensiblement, au point de ne plus dépasser quelques centimètres; c'est un effet de pression barométrique et de température. Une température élevée et une baisse barométrique facilitent le dégagement du gaz par les fissures de la roche; une température basse et la hausse du baromètre maintiennent le gaz dans les profondeurs, et la source d'acide carbonique débite en très-faible quantité. Aussi est-il rare de voir la hauteur de la couche d'acide carbonique rester constante. Elle varie sans cesse, et le guide se sert des variations de hauteur du gaz dans la grotte pour prédire avec succès les changements de temps, les orages, les tempêtes. Mais en hiver il est complétement impossible de constater la présence du gaz, qui disparaît toujours à cinq degrés au-dessus de zéro.

A l'entrée d'un visiteur, la nappe gazeuse s'agite et ondule comme une nappe d'eau tranquille quand un nageur s'y jette; mais, après un instant, le calme se produit, les flots silencieux et invisibles s'apaisent, et c'est alors surtout que les expériences peuvent être faites avec fruit et suivies avec intérêt. On peut varier à l'infini celles que nous avons citées déjà : que l'on plonge dans le gaz une feuille de papier bleu de tournesol, le papier ne tarde pas à devenir rouge; que l'on produise des bulles de savon, elles viendront toutes se déposer sur la couche de gaz comme des billes sur une table. Un animal quelconque, un lapin, un oiseau, une grenouille que l'on maintiendrait quelque temps au fond de la grotte tomberait asphyxié; mais il suffirait de l'exposer rapidement à l'air extérieur pour le ramener à la vie.

« A Naples, un chien sert à ces expériences depuis des années; il en a pris son parti et ne paraît pas s'en porter plus mal. Mais, du plus loin qu'il aperçoit un étranger, il devient triste, hargneux, et est tout disposé à mordre. Quand au contraire, l'expérience finie, l'étranger s'en retourne, il l'accompagne avec tous les témoignages de la joie la plus vive et la plus expansive. » (Constantin JAMES, *Guide aux eaux minérales. — La Grotte du Chien de Naples.*

L'acide carbonique peut se puiser et se transvaser comme de l'eau. On en emplit son chapeau dans le fond de la grotte, on porte doucement hors de l'excavation et l'on verse le gaz sur une bougie. Immédiatement la bougie s'éteint. La fumée du cigare, celle de la poudre ou du papier, s'étalent sur la nappe gazeuse et rendent visible le plan de séparation de l'acide carbonique et de l'air. Voici la mesure de la couche asphyxiante : au fond, un mètre quarante centimètres; au milieu, soixante-dix centimètres ; à l'entrée, environ soixante centimètres. Il y aurait, on le voit, quelque danger pour les personnes de petite taille à rester au fond de la grotte : *les grands hommes seuls peuvent tout oser*. Si l'on évite de respirer et que l'on se baisse de façon à plonger la tête dans la couche carbonique, on éprouve un peu de picotement aux yeux et on sent très-bien la saveur aigrelette du gaz. Si au contraire on respire avec précaution, l'étourdissement est rapide. Le cœur bat violemment, et après une minute d'inspirations, le sommeil anesthétique se produit, plus calme et moins dangereux que celui produit par le chloroforme ou le protoxyde d'azote. Au reste, le gaz acide carbonique est un calmant par excellence; aussi un grand nombre de malades atteints de suffocations, d'asthmes ou de bronchites vont assidûment chaque jour faire des inhalations dans la grotte du Chien [1]. Ils s'en

---

[1] Analyse de la grotte du Chien, par M. Finot. (Oxygène, 18; acide carbonique, 25; azote, 56 p. 100.) Communication faite à l'Association française pour l'avancement des sciences. Clermont, 1877.

trouvent bien, et cela n'a rien d'étonnant pour quiconque connaît l'action hyposthénisante de l'acide carbonique. Dans la grotte, le gaz est mélangé à une certaine quantité d'air; et c'est ce qui explique son action thérapeutique sur les bronches.

Il est peu de substances dont l'action physiologique ait été plus controversée que celle de l'acide carbonique. Considéré dans les premiers temps qui ont suivi sa découverte comme relativement inoffensif et comme jouissant même de propriétés thérapeutiques manifestes quand on l'injecte dans le rectum ou la vessie, quand on le fait absorber par l'estomac, en solution dans l'eau, et aussi quand on le fait respirer, mais mélangé à une certaine quantité d'air, il a été plus tard, après qu'on a eu connu sa composition chimique exacte, regardé comme plus ou moins toxique, parce qu'on mettait sur son compte l'action de composés qui accompagnent souvent sa production, tels que l'oxyde de carbone et les vapeurs alcooliques, et également l'action de matières plus complexes dont l'analyse même la plus délicate ne saurait encore justement apprécier la dose et l'importance, comme les miasmes et les exhalaisons de toute sorte qui se produisent dans la respiration pulmonaire et cutanée.

De nombreuses expériences ont été faites en

vue d'étudier les phénomènes physiologiques produits par l'acide carbonique, pour déterminer plus spécialement quelle quantité de ce gaz peut renfermer une atmosphère artificielle sans être irrespirable et encore moins toxique, et enfin examiner le degré d'anesthésie qu'on peut obtenir à l'aide de ce moyen.

Nous croyons donc utile de présenter ici les conclusions de ce travail :

1º L'acide carbonique exerce sur la surface du corps une action excitante d'autant plus marquée que la peau est plus fine et douée de plus de sensibilité. Les régions pénienne et périnéale sont plus spécialement le siége de cette action. 2º L'analgésie de la peau, quand on l'obtient, ne se produit que sous l'influence d'un jet continu de gaz sur une partie très-limitée du corps. 3º L'action sur les organes des sens participe de l'influence générale exercée sur le tégument externe : par conséquent, excitation vive, exaltation sensorielle ou perturbation nerveuse, tous phénomènes ordinairement assez fugaces. 4º Sur les voies digestives, action stimulante qui entraîne avec elle une légère excitation névro-vasculaire. 5º Introduit dans l'organisme par les voies respiratoires, l'acide carbonique ne produit pas les accidents toxiques qu'on lui a si souvent attribués : en effet, d'abord à la dose d'un cinquième, ou même d'un quart, pour quatre cinquièmes ou trois quarts d'air atmosphérique ou d'oxygène, les mammifères peuvent le respirer longtemps sans paraître sérieusement incommodés; chez l'homme, il ne survient quelques troubles, assez légers du reste, qu'au bout d'un temps variable suivant le degré de susceptibilité des individus, mais généralement assez long pour qu'un effet thérapeutique ait la latitude de se produire, si l'emploi du gaz est indiqué; ensuite les lésions après la mort dans ce gaz, tant chez l'homme que chez les animaux, ne ressemblent pas à celles que cause un agent toxique avec lequel il a été souvent confondu, l'oxyde de carbone. 6° La plupart des accidents produits par la vapeur de charbon, l'air confiné, la vapeur des cuves en fermentation, mis à tort sur le compte de l'acide carbonique, doivent en grande partie être imputés soit à l'oxyde de carbone, à l'hydrogène sulfuré, aux vapeurs alcooliques, ou bien à d'autres gaz mal connus qui prennent naissance dans ces cas. 7° L'acide carbonique est simplement irrespirable. Il ne l'est pas à la manière de l'azote ou de l'hydrogène, sans être pour cela plus nuisible que ces deux gaz. La respiration consistant essentiellement en un échange de gaz entre le sang et l'air, et cet échange ne pouvant se faire, comme le prouvent les lois physiques, qu'entre des gaz de nature différente, il est parfaitement évident que l'acide carbonique respiré pur met un obstacle matériel à la fonction pulmonaire, et par suite détermine l'asphyxie. L'azote et l'hydrogène, quoique impropres à jouer le rôle d'agent vital dans l'hématose, quoique irrespirables en un mot, le sont moins cependant que l'acide carbonique, parce que, différant par leur nature du gaz qui doit être éliminé, l'échange peut se faire pendant quelques instants.

Enfin, nous avons la conviction, malgré les assertions de M. Demarquay, assertions communiquées à l'Académie de médecine, que les phénomènes très-réels d'anesthésie obtenus à l'aide de ce gaz chez plusieurs espèces d'animaux peuvent être provoqués chez l'homme sans danger d'asphyxie. Nous affirmons donc, et nous l'avons expérimenté, qu'il est facile de produire l'anesthésie chirurgicale chez l'homme à l'aide de ce gaz.

Mais l'emploi thérapeutique de l'acide carbonique a reçu dans ces derniers temps une impulsion toute nouvelle.

Et si aujourd'hui l'Allemagne semble avoir le monopole de cette application, constatons que c'est à Saint-Alban que cette médication fut mise en usage pour la première fois dans une station d'eau minérale. Voici, du reste, comment M. Rimaud s'exprime à cet égard : « L'Allemagne emploie l'acide carbonique en

3.

inhalation; Saint-Alban néanmoins paraît l'a-
voir devancée sous ce rapport. M. Goin fut
conduit à employer ce gaz par l'observation
d'un ouvrier asthmatique employé au curage
de la source; menacé plusieurs fois d'asphyxie
pendant cette opération, il s'aperçut qu'il res-
pirait avec beaucoup plus de facilité après
avoir été soumis à l'action asphyxiante de
l'atmosphère du canal souterrain. »

Il ne faut donc pas s'étonner que certains
malades, tousseurs ou asthmatiques, aillent
instinctivement faire des inhalations dans la
grotte du Chien.

CHAPITRE II

ACTION PHYSIOLOGIQUE DES EAUX DE ROYAT

Effets du bain à eau courante, du bain de César, des
douches. — L'hydrothérapie; les salles d'aspiration.
— Mode d'administration des eaux. — Emploi de
l'acide carbonique. — Epoque de la cure. — La vie
aux eaux. — Régime et hygiène. — Effets immédiats
et consécutifs. — Nombres balnéologiques.

L'eau des différentes sources de Royat prise
en boisson est tonique, rafraîchissante et réso-
lutive. L'estomac la supporte à merveille. On
ne tarde pas sous son influence à voir les digestions s'améliorer, la force s'accroître, la
circulation devenir plus active, les chairs plus
fermes et le teint plus vermeil, comme si l'é-
conomie était abreuvée de toute part par un
sang plus vivifiant et plus riche.

L'eau de Royat est donc un véritable médicament, et il suffit de l'introduire dans l'organisme vivant pour y voir naître, selon les
états morbides et selon les idiosyncrasies, les
effets spéciaux qui appartiennent à ce genre
de médication. On peut certainement, dans

beaucoup de cas, en augmenter l'action par l'emploi des douches, des inhalations, des pulvérisations, etc.; mais ces modes d'application, qui sont souvent d'une incontestable utilité, ainsi que les soins tout particuliers dont on entoure avec raison les malades, ne peuvent jamais constituer qu'une partie accessoire du traitement. La base fondamentale de la cure à Royat, c'est le bain à eau courante et l'eau en boisson prise à la source, à sa température native.

Presque toujours, en effet, nous employons notre eau minérale simultanément en boisson et en bains, même dans les cas qui ne paraissent être que des affections toutes locales, car il est toujours prudent de combiner le traitement externe avec un traitement interne. Dans les arthritides par exemple, nous devons le plus grand nombre des guérisons rapides et surprenantes que nous obtenons dans les espèces les plus graves à l'avantage que nous avons de pouvoir dans presque tous les cas combiner le traitement externe avec le traitement interne.

Les bains de la grande source sont excitants, toniques ou sédatifs, à la volonté du médecin, qui n'a pour cela qu'à en varier la durée en en modérant ou activant l'alimentation. Aussi juge-t-il quelquefois nécessaire de les donner à eau morte, et même, en commençant, de les

couper d'eau douce. Certains malades, sans
ces précautions, seraient exposés à voir le traitement de Royat augmenter leur mal.

Ces phénomènes généraux doivent être spécialement rapportés à l'acide carbonique et au
fer contenus dans l'eau minérale, mais plus
encore à cette dernière substance.

Tout le monde aujourd'hui sait que sous
l'influence des préparations ferrugineuses, le
nombre des globules sanguins augmente, la
coloration du sang devient plus vive, et qu'il
se développe une sorte de pléthore artificielle.
Peu importe qu'on envisage le fer comme un
reconstitutif du sang ou bien comme un spécifique contre les anémies en général : qu'il
nous suffise de savoir que son action est héroïque dans toutes les maladies où il y a appauvrissement du sang et des tissus. Le chlorure de sodium, le manganèse et l'arsenic
jouent aussi un très-grand rôle dans l'eau de
Royat, et la proportion de carbonates calcaires,
1 gramme par litre, permet d'admettre qu'il
serait facile d'étendre encore le champ très-
vaste des maladies que nous pourrions soigner
ici, alors que nous cherchons plutôt à le restreindre en en précisant mieux les indications.

Quant à la chaux, n'a-t-elle pas de tout temps
été employée dans les affections stomachiques,
dans les digestions difficiles ? Qu'est-ce que les
anciens cherchaient dans la craie, dans les yeux

d'écrevisse? N'était-ce pas la chaux que nos eaux renferment dans une proportion si heureuse, avec une proportion considérable de gaz acide carbonique? Si nous y joignons la silice, la soude, quelques traces d'iode, on voit que tout concourt à faire des eaux de Royat un médicament très-précieux dans toutes les affections chroniques qui ont besoin d'un excitant modéré pour être modifiées favorablement. Si nous associons à ce traitement interne une hydrothérapie méthodique, progressive, qui vient encore changer la vitalité de la peau et transmettre à tout l'organisme une incitation si utile, nous pouvons dire que nous produisons des effets extraordinaires, et qu'il ne faut pas s'étonner des cures variées et nombreuses que nous obtenons ici. Pour certains malades, les dyspeptiques, par exemple, nous conseillons tantôt l'eau de Saint-Mart, tantôt l'eau de César. Or, ce n'est souvent qu'après quelques jours de tâtonnements que nous pouvons préciser la source qui convient à chacun. En règle générale, à la source, les dyspeptiques digèrent mieux l'eau plus chaude de Saint-Mart ou celle d'Eugénie; cependant ce n'est pas la règle. Aussi vaut-il mieux ne pas être trop affirmatif au début, car rien n'est capricieux comme l'estomac d'un dyspeptique, et ce n'est que pour les eaux bues loin de la source que nous tracerons le tableau suivant:

SOURCES SAINT-MART
ET EUGÉNIE

Spéciales pour le traitement des affections des voies respiratoires (bronchites, laryngites, asthme, catarrhes) et des manifestations arthritiques. Goutte, tophus, rhumatismes, eczéma.

SOURCES
CÉSAR ET SAINT-VICTOR

Spéciales pour le traitement des dyspepsies, de la gravelle, des maladies des voies urinaires, de l'anémie, de la chlorose, des névroses, de la leucorrhée, des maladies de matrice.

« L'immersion dans le *Bain de César* ne dépasse guère 10 à 15 minutes, mais ce temps suffit pour produire les plus heureux résultats. Les femmes, les enfants chlorotiques, anémiques ou nerveux sortent de là modifiés. L'action anesthésique de l'acide carbonique a effacé les douleurs; son action stimulante sur la peau a débarrassé les viscères congestionnés. Les malades sont légers, pleins d'entrain et de gaieté, et ne se font plus prier pour aller chercher dans les promenades, et même les excursions, l'exercice et les distractions que leur refusaient leurs forces. Le bénéfice obtenu ne dépasse pas d'abord une demi-journée; mais au bout de cinq ou six bains, les malaises, les oppressions ne reviennent plus; le remède se renouvelle avant le retour du mal, et vingt-cinq bains environ procurent des modifications assez notables de la circulation

et de l'innervation pour affranchir, définiti-
vement quelquefois, le malade de ses souf-
frances.

« Ce bain hydrothérapique est surtout d'une
application heureuse dans les affections de l'u-
térus. Que l'organe principal soit douloureux,
qu'il soit même encore altéré, grâce à l'acide
carbonique, cet anesthésique et ce modifica-
teur puissant des plaies, les symptômes inflammatoires ont bientôt diminué.

« Les ulcérations qui avaient résisté à des
caustiques se ferment surtout, quand, grâce
à la puissante révulsion qu'opère l'acide carbonique sur la peau, nous avons détruit la
congestion passive de l'utérus et de ses annexes.

« C'est donc principalement comme anti-
congestif que nous recommandons le Bain de
César, dont la faible thermalité et l'action
énergique sur la peau constituent une des
ressources les plus précieuses de Royat. » —
(ALLARD et BOUCOMONT.)

*Action des bains à eau courante et de l'eau
en boisson.* — Quand le tégument externe est
fin et délicat, quand la circulation capillaire
est active et développée, les effets sont toujours plus sensibles, cela va de soi. Mais en
règle générale, le bain à eau courante, c'est-à-
dire le bain d'eau de source ordinaire, traversé
lui-même par un courant d'eau minérale,

donne des résultats très-sensibles. Si le sujet
garde dans la baignoire une immobilité complète, on peut, après quinze minutes d'immersion, observer une rougeur manifeste de toute
la peau du corps, et au point où le corps émerge
de l'eau, cette rougeur est surtout très-appréciable par le contraste formé par la portion du
corps qui garde sa coloration naturelle. Pendant toute la durée du bain, l'eau entraîne avec
elle une si grande quantité de gaz qu'en un
instant le corps se trouve couvert d'un véritable peignoir de perles, autant de bulles
d'acide carbonique qui s'attachent aux villo-
sités du corps, forment des milliers de petites
ventouses qui excitent la sensibilité cutanée,
activent la circulation périphérique, conges-
tionnent la peau et débarrassent les poumons,
l'utérus ou le cœur, du sang qui en entrave
les fonctions. Ces effets du bain de Royat sont
encore plus manifestes avec l'eau de César ou
de Saint-Mart, plus froides, mais plus char-
gées en acide carbonique.

Sur la circulation. Le bain de Royat agit
sur la circulation d'une manière très-active.
Sur 100 malades observés, à peu près du même
âge, nous avons toujours vu le pouls se relever
après trente minutes d'immersion et augmenter
de deux à six pulsations :

Sur la sécrétion urinaire. Après quelques
jours d'usage de l'eau de Royat, des modi-

fications importantes s'observent dans les urines.

Ces modifications tiennent en partie à l'accélération de la circulation; mais elles reconnaissent surtout pour cause son alcalinité. En effet, l'analogie qu'elle présente avec l'eau de Vichy, à ce point de vue, est frappante. Un litre de cette eau pris par verrée, de deux heures en deux heures, fait perdre l'acidité à l'urine, et la rend bientôt après alcaline. La rapidité de cette manifestation dépend de la quantité absorbée. Les urines sont en outre plus claires, plus limpides, et ne laissent point déposer de mucus. Si la quantité d'eau ingérée est abondante, les urines le deviennent également.

Si l'usage de l'eau de Royat se prolonge plusieurs semaines, l'excitation déterminée sur la nutrition et sur les fonctions du tube digestif augmente plus sensiblement encore la combustion.

Nous en avons la preuve par un dépôt rouge foncé dans les urines, qui est dû à une plus grande quantité d'acide urique et d'urates. L'activité plus grande de la combustion se révèle aussi par une élévation de la température du corps, appréciable au thermomètre.

L'excitation porte encore sur l'appareil génital; la menstruation est ordinairement augmentée, et parfois même avancée, sauf dans

certains cas assez rares, où leur exagération
tenait à la faiblesse ou atonie, et dans lesquels
on observe au contraire l'éloignement des
époques, parfois même, et durant tout le temps
de la cure, leur suspension.

En résumé, l'effet de l'alcalinité de l'eau de
Royat se traduit d'abord par une sécrétion
urinaire plus claire, plus abondante, due à
l'action diurétique des sels alcalins ; puis par
le résultat de l'excitation générale en laissant
déposer les produits de cette combustion organique.

Bien que les bains de Royat se donnent à
eau courante pour certains malades, il est
possible et même avantageux, surtout si l'on
a en même temps pour but de rendre moins
impressionnable une peau qui est très-sensible, d'abaisser peu à peu la température de
l'eau. D'autres fois, au contraire, il faut élever
cette température, quand le temps est frais,
quand il y a une grande faiblesse et une grande
sensibilité, comme cela peut se présenter quelquefois d'une manière permanente, souvent
seulement passagèrement. En général, le médecin est plus souvent obligé de combattre la
tendance qu'ont les malades à prendre des
bains trop chauds, que de les avertir de ne
pas les prendre trop froids. La plupart, en
effet, éprouvent, en entrant dans le bain, un
léger frissonnement, qui fait bientôt place à

une sensation agréable de chaleur. Si le frisson ne devait pas se dissiper tout seul, le sujet devrait renoncer au bain pour cette fois et consulter de nouveau son médecin; le malade ne doit jamais de sa propre autorité faire augmenter la température du bain; cette manière d'agir peut entraîner les conséquences les plus funestes et ne doit jamais être risquée. Il y a peu de malades qui trouvent la température du bain trop élevée.

Le sang est à 37° cent. Le bain est à 34°; c'est donc une température très-convenable et qu'il faut accepter de confiance.

C'est à l'expérience du médecin, et à sa prudence, que tant d'affections différentes doivent aux mêmes eaux leur guérison. C'est l'étude de cette minéralisation si riche qui a étendu ainsi l'application thérapeutique de Royat, et en a assuré l'avenir. Il importe donc aux baigneurs soucieux de leur santé de ne rien faire sans prendre conseil.

J'ai souvent donné deux bains par jour : un le matin, l'autre le soir, avant le dîner. Mais ceci est l'exception. Je n'ai administré les bains de cette manière que dans les cas où il est utile d'exciter le système, là où toutes les fonctions semblent frappées d'inertie. Cette administration de deux bains par jour ne doit, d'ailleurs, se faire qu'à une époque avancée du traitement, quand une tolérance parfaite pour les eaux s'est établie, et pour activer la médication, surtout dans les maladies de peau. J'obtiens de cette pratique d'ex cellents résultats.

L'hydrothérapie. Cet auxiliaire puissant de la thérapeuthique thermale est aujourd'hui organisée à Royat comme elle ne l'est peut-être dans aucune autre station d'eaux minérales. Cela tient 1° à la température de l'eau, 2° à l'installation luxeuse des appareils et des nouvelles salles, 3° et surtout à l'habileté des doucheurs et des doucheuses.

Nous disposons à Royat de sources vives à 11° cent. (50° Fahrenheit, 8° Réaumur) avec 9 mètres de pression; et on sait par combien d'heureuses applications les douches peuvent seconder les traitements spéciaux usités à l'établissement. Les appareils modernes ont été installés avec le plus grand soin. Des douches à température réglée ont été mises à la disposition des médecins; des bains locaux ou généraux, des douches en pluie de dimensions diverses et de force variable, des douches en ceinture, en lame, en arrosoirs et en jet, ascendantes et descendantes, ont été organisés dans un local spécial, où tout, jusqu'aux faïences d'art et aux vitraux de couleur, a son cachet spécial et rappelle l'*utile dulci*.

N'est-ce pas là une partie de cette complète transformation que subit Royat, et qui fera de notre station une des plus importantes de France?

Lorsqu'il y a une vingtaine d'années les concessionnaires des sources de Royat firent construire l'établissement actuel, ils étaient fort inquiets des grandes proportions qu'ils lui avaient données : jamais, pensaient-ils, ils ne parviendraient à remplir ces vastes salles, à occuper ces nombreux cabinets; les baigneurs paraîtraient courir les uns après les autres; l'endroit semblerait vide. L'événement a prouvé combien leurs craintes étaient chimériques : au lieu d'être trop grand, l'établissement a bientôt été reconnu trop petit ; il a fallu faire des annexes, construire de nouvelles galeries, installer des appareils de pulvérisation ou autres dans des salles primitivement destinées à la lecture, enfin aménager pour le traitement hydrothérapique un local qui lui-même a dû disparaître pour faire place à celui que nous possédons aujourd'hui.

Nous n'avons pas à décrire scientifiquement les effets produits par l'emploi des différents appareils; un exemple suffit entre mille.

Une femme est atteinte d'une de ces affections de l'utérus qui résistent si obstinément aux traitements; l'organe est dévié, il est imparfaitement maintenu par des tissus relâchés; sous l'influence de cette lésion, ou au contraire antérieurement à elle, un écoulement blanc a lieu. En même temps, la santé générale s'altère, la menstruation perd sa régularité, un état demi-chlorotique survient, l'appétit est moindre; les fonctions intestinales sont ralenties, celles de la peau ont moins d'activité. Le médecin conseille les eaux thermales pour remédier à cet ensemble de symptômes fâcheux; il en attend avec raison une réaction favorable; il espère que le séjour à la campagne contribuera, avec les bains, à rendre à l'organisme une partie des forces qu'il a perdues. Mais, en même temps, il ne peut se dissimuler qu'une médication ainsi généralisée ne suffira pas. Les accidents locaux ont une telle importance, souvent même une telle prédominance, qu'il est impossible de ne pas s'en préoccuper, et de ne pas essayer de les combattre directement.

Or, trouvera-t-il dans le bain et l'eau thermale des ressources suffisantes? Non, certainement.

Il faudra donc qu'il néglige une partie essentielle du traitement, et qu'il se condamne lui-même à une médication sinon insuffisante, au moins fort douteuse.

En supposant que le bain produise les effets les plus heureux, sera-t-il en mesure d'exercer sur une organisation maladive une telle influence, que non-seulement la santé se répare, mais qu'elle reprenne une assez grande éner-

gie pour rétablir spontanément l'affection locale, sans aucun médicament destiné à le
seconder localement?

A Royat, la malade trouvera avec le bain à
eau courante ces accessoires indispensables
qui lui feraient défaut partout ailleurs. Or,
qui ne sait, dans ces cas, l'utilité des douches
froides combinées avec les bains d'eau minérale?

Quel médecin n'a pas eu l'occasion d'envoyer
aux eaux des malades atteints de pareilles
affections, rien que pour les soumettre au
traitement par les douches *intus* et *extra,* et ne
s'en est félicité lors même que la médication
générale n'avait qu'une valeur secondaire? La
même indication se représente sous d'autres
formes. Les circonstances ne sont rien moins
que rares, dans lesquelles une débilité générale, une anémie sans spécificité, est entretenue, sinon causée, par une lésion partielle
qu'il faut d'abord dominer.

M. X... est sous le coup d'un de ces rhumatismes musculaires fixes qui, ayant perdu la
mobilité, leur caractère essentiel, se maintiennent avec ténacité dans les muscles qu'ils ont
envahis. Est-il raisonnable de recourir à des
remèdes qui n'agissent pas sur les points malades avec plus de vigueur que sur les parties
saines? N'y a-t-il pas lieu de supposer, et l'expérience ne démontre-t-elle pas, que des per-

turbations locales plus violentes auraient de meilleurs résultats? A Royat, les appareils hydrothérapiques sont parfaitement compris, et la médication *hydrothermale* donne aujourd'hui des résultats presque merveilleux.

Dans les maladies des voies respiratoires, nous avons à Royat un remède héroïque. C'est la salle d'aspiration, et les séances procurent aux malades un si grand bien-être qu'ils ont toujours tendance à en augmenter la durée. Cependant, la première fois, ils sont tous désagréablement surpris en entrant dans la salle, et il leur faut quelques instants pour que les voies pulmonaires s'habituent au contact de cet air humide et chaud ; aussi conseillons-nous de ne faire que de petites aspirations et de ne dilater que graduellement la poitrine ; ce n'est qu'au bout de quelques instants qu'on peut y respirer à pleins poumons, et cette impression d'air humide sur les voies pulmonaires est très-favorable dans certaines maladies.

Les salles d'aspiration ne sont pas des sudatoriums, comme on pourrait le croire. L'atmosphère est généralement de 22 à 25 degrés centigrades. Cinq rangs de gradins permettent à plusieurs malades de prendre, au même moment, une inhalation de vapeur différente, puisqu'ils rencontrent une chaleur d'autant plus intense qu'ils montent à un gradin supérieur. Des thermomètres, appendus à différentes hauteurs, indiquent d'ailleurs toujours avec précision la température du milieu dans lequel on respire.

Mais il est à remarquer que contrairement à ce qui s'observe relativement à l'administration des eaux prises à l'intérieur, l'inhalation, au lieu de faire sentir tout d'abord son action sur l'économie en général et de lui imprimer une vitalité plus grande, porte surtout son action excitatrice sur les organes qui sont le plus immédiatement en contact avec elle, et cet effet persiste, à de très-rares exceptions près. Ainsi, dans les diverses affections de la muqueuse des voies aériennes, qu'elles dépendent d'un défaut ou d'une exagération de sécrétion, on voit survenir plus promptement que par la méthode ordinaire des phénomènes qui ne se produisent, le plus souvent, qu'après un certain nombre de jours. L'atmosphère des salles d'aspiration paraît donc avoir non-seulement une influence sédative sur la circulation générale, mais encore une action hyposthénisante tantôt éphémère, tantôt plus ou moins durable, suivant la nature de la maladie, sur certains phénomènes locaux résultant, soit d'une excitation capillaire locale, soit d'une perversion de l'influx nerveux.

Après quelques séances et surtout lorsque celles-ci sont trop rapprochées ou de trop longue durée, on ne tarde pas à observer une excitation de toute la muqueuse des voies aériennes. J'ai noté plusieurs fois ce fait qui, du reste, est commun aussi bien à l'inhalation et à la pulvérisation qu'aux autres modes d'administration des eaux, c'est la réapparition de la maladie à l'état subaigu. Ainsi, les individus qui, dans un état de santé à peu près parfaite, suivent un traitement préventif, voient se réveiller chez eux leur ancienne maladie et passer graduellement par un état légèrement aigu, pour arriver ensuite soit à la guérison, soit à une simple amélioration; c'est la toux, depuis longtemps apaisée, qui reparaît, c'est l'expectoration, réduite à néant, qui revient modifiée, soit dans sa quantité, soit dans sa qualité. Ces conditions souffrent sans doute des exceptions, mais c'est ce qui arrive le plus généralement, à part quelques différences dans les détails, suivant la nature de la maladie.

D'après les expériences faites par Jules Lefort, au Mont-Dore, si nous considérons chaque atome de la vapeur inhalée comme une eau minérale complète, on se rendra compte de la rapidité de son action, surtout si on mesure le vaste champ d'absorption que lui offre la muqueuse pulmonaire. Mais cette minéralisation est puissamment aidée dans ses effets par d'autres agents dont personne n'osera contester l'heureuse influence.

Le dosage de l'arsenic dans les eaux de Royat jette un trop grand jour sur le mode d'action de nos eaux minérales pour que je n'examine pas ici le rôle qui, dans cette action, appartient à l'arsenic. Ce métal s'y rencontre à une dose infiniment trop faible, il est vrai, pour devenir toxique, mais à une dose suffisante (4 milligrammes et demi par litre) pour agir comme un médicament énergique.

Si les anciens en ont obtenu de bons effets dans de graves affections des voies aériennes avec expectoration purulente, c'est surtout, sans doute, en empêchant l'action funeste de l'infection par sa combinaison avec le pus répandu dans l'économie qu'il agissait le plus utilement.

Mais il excite aussi, il tonifie l'économie entière, active également la transpiration, et sans agir, à beaucoup près, de la même manière que les alcalins, cependant il concourt avec eux, dans nos eaux thermales, au rétablissement d'une des plus importantes fonctions de la vie. Il peut donc et il doit produire les plus heureux effets dans le traitement des affections chroniques des viscères thoraciques, par son action puissante sur la peau. Si dans le traitement de l'asthme et de la bronchite nous obtenons tant et de si remarquables guérisons, nos bains, je dois le reconnaître ici, ont été puissamment secondés sans doute par l'arsenic qu'ils contiennent. Agit-il alors d'une manière spéciale et directe sur le système nerveux, ou n'agit-il sur lui que secondairement? La science, je le crois, n'est pas encore assez avancée pour répondre à ces questions : du reste, rien n'est isolé dans l'économie; tous les organes, tous les tissus concourent à un même but, tous sont solidaires et participent à la vie commune.

La présence de l'arsenic dans les eaux de Royat augmente nécessairement beaucoup leur action médicale et aide puissamment à expliquer la guérison de beaucoup d'affections des voies respiratoires, des maladies de peau, des affections nerveuses et rhumatismales. Elle explique aussi la longue durée de son action sur les malades, et comment il arrive que ce n'est souvent que plusieurs semaines après avoir fait usage de nos eaux que l'on obtient la guérison attendue. C'est que l'affinité de l'arsenic pour les matières animales étant très-puissante, ses combinaisons peuvent rester pendant très-longtemps dans l'économie et agir sur elle; du reste, ainsi que je l'ai dit, des milliers d'exemples prouvent que cette action ne peut jamais devenir dangereuse.

L'arsenic et l'acide carbonique, toxiques à haute dose, sont des sédatifs précieux de l'excitation pulmonaire quand ils se trouvent mélangés à l'air dans une faible proportion.

C'est le cas de nos salles d'aspiration d'Auvergne. L'atmosphère qui entoure chaque malade, composée de vapeurs mélangées d'acide carbonique et d'arsenic, a perdu une grande partie de son oxygène, et c'est précisément à la diminution de cet excitant trop énergique des bronches malades que les baigneurs doivent le calme qu'ils y trouvent.

La vapeur d'eau elle-même est loin d'être là inutile ou indifférente. Ses propriétés émollientes corrigent ce que les gaz et les sels auraient de trop actif pour les bronches, et sa douce chaleur, en les pénétrant, établit entre eux une parfaite harmonie.

Ainsi donc : diminution du principe excitant, l'oxygène; intervention d'un milieu émollient, la vapeur d'eau ; d'un agent sédatif, l'acide carbonique, et d'une substance médicinale, l'arsenic; tout concourt, dans ces salles, à aider l'effet topique des vapeurs minérales; tout se réunit pour porter dans les voies respiratoires un état de calme et de détente; aussi les salles d'aspiration constituent-elles un mode de traitement d'une valeur indiscutable aujourd'hui. Elles sont, avec les bains à eau vive, une des plus heureuses applications thérapeutiques de la station de Royat, et donnent des résultats excellents dans toutes les maladies des voies respiratoires.

On utilise à Royat les eaux sous forme de douches chaudes et froides, d'inhalations et de pulvérisations, en boisson et surtout en bains de baignoire ou de piscine. Les bains en baignoire se prennent généralement à eau courante, grâce au débit énorme de la source et à la sage prévoyance de la nature qui nous donne de l'eau à 35°. Si ces deux conditions ne se trouvaient pas réunies, nous en serions réduits, comme les autres stations, à employer des eaux plus chaudes peut-être, mais qu'il faudrait nécessairement refroidir par l'addition d'eau ordinaire ou d'eau de source à basse température; ce qui modifie toujours complétement l'état naturel et analytique de l'eau.

Mais dans un grand nombre d'affections, il faut bien se garder, pour les arthritites, par exemple, de donner dès le début les bains à eau courante; il vaut même mieux, je dirai même qu'il est indispensable de couper l'eau de la source avec de l'eau ordinaire surchauffée. L'eau ordinaire est versée au moyen de brocs avant d'être incorporée dans les baignoires à l'eau de source. Il faut tenir aussi à ce que le mélange soit parfait, et pour cela avoir soin d'agiter la masse d'eau. Cette dose d'eau naturelle doit varier suivant la maladie et aussi suivant l'âge du sujet.

Il ne faut pas commencer par des bains trop

minéralisés : la demi-baignoire d'abord d'eau
ordinaire, puis insensiblement on ajoute
quatre, puis trois, puis deux, puis un seul
broc d'eau. Nous avons même observé certaines maladies de peau pour lesquelles, dès
le début, il ne fallait employer qu'un seul
broc d'eau minérale et augmenter chaque jour
la dose.

Quant à l'administration de deux bains par
jour, il ne faut y recourir qu'à une époque
avancée du traitement, quand une tolérance
parfaite s'est établie et pour activer la médication.

La *douche* est une colonne d'eau plus ou
moins grosse, d'une température plus ou
moins élevée, tombant sur telle ou telle partie
du corps. On peut la prendre à 48°, à 35°, à
10° cent., ou alternativement chaude et froide
comme dans la douche écossaise. Elle peut
être donnée en arrosoir, en jet, en pluie, en
lame, en cloche, en colonne, en gerbe, en
poussière, etc. Ces diverses formes de la douche varient, du reste, avec la nature de l'affection.

Les douches générales, qui doivent agir sur
toute l'économie et qui sont dans ce cas un
agent de la médication tonique, doivent être
à une température peu élevée, fraîche ou très-
froide, s'il est possible. Froides même et données avant le bain, s'il n'y a pas influences

goutteuses manifestes, elles ont beaucoup de valeur.

En règle générale, du reste, je m'abstiens de traiter les goutteux par l'eau froide. Cependant la goutte ne révélant parfois son existence que par une série de phénomènes nerveux qui constituent la névrose arthritique de certains auteurs, on se trouve bien de certaines applications hydrothérapiques variées et bien conduites, et c'est surtout lorsque la localisation du mal a lieu dans l'estomac ou dans la matrice qu'il faut procéder avec mesure. La durée des douches est déterminée par l'intensité de la rougeur du tégument externe. Aussi cette durée est variable : elle dépend de la texture du tégument et du mode d'administration.

Dans la douche en jet, la réaction est plus prompte, plus vive que dans la douche en arrosoir. Dans la douche en lame surtout, si le doucheur a soin de flageller en quelque sorte les parties qui lui sont présentées, la réaction est assez vive et prompte.

Si on dirige la douche de manière que les secousses qu'elle imprime retentissent surtout dans les organes atrophiés ou hypertrophiés par suite d'une inflammation chronique, alors elle peut rendre aux veines et aux lymphatiques l'action qu'ils avaient perdue, et en même temps que les fonctions de la peau,

ordinairement affaiblies dans ces sortes de
cas, reprennent leur énergie première, l'absorption se rétablit également, et peu de jours
de traitement suffisent souvent pour détruire
des lésions considérables. Mais la douche doit-
elle être générale ou locale?

J'ai vu sous ce rapport commettre les plus
grandes imprudences, et je n'ai pas su moi-
même m'en préserver. Une pratique banale,
admise chez les baigneurs, consiste à faire
administrer la douche précisément sur l'endroit correspondant à la douleur. Eh bien,
c'est là un très-grave abus, qui devient la
source d'une foule d'accidents. Je me suis
assuré que, toutes les fois qu'une affection
même chronique conservait encore un certain
degré d'excitabilité, la douche locale à forte
pression et haute température est dangereuse,
en réveillant les douleurs et l'inflammation
au delà du point nécessaire pour en opérer la
résolution; et bien qu'il soit établi et reconnu qu'une inflammation chronique ne
guérit quelquefois qu'à la condition de repas-
ser à l'état aigu, on se tromperait d'une manière étrange en envisageant cette proposition
comme absolue, et en se figurant qu'il suffit
d'abandonner au hasard le soin d'en régler
l'intensité. La grande douche locale est rarement applicable; elle ne devient nécessaire
que dans les cas où l'état chronique est très-

invétéré, et s'accompagne d'un état d'atonie qu'il est important de stimuler d'une manière vigoureuse. Dans toutes les autres circonstances, l'excitation produite par la douche générale sur la peau et tout l'organisme devient en général suffisante pour dissiper une affection locale, en raison de ce principe physiologique que, toutes les fois qu'un organe est dans un état de souffrance, c'est sur lui en particulier que vont retentir toutes les stimulations subies par le malade.

Je vois tous les ans des goutteux imprudents qui subissent une crise (poussée à la peau, accès de goutte, etc.) pour avoir fréquenté les grandes douches en temps inopportun.

Nous employons aussi avec succès, à Royat, les bains et les douches de gaz *acide carbonique*, et nous avons pu expérimenter les diverses applications de ce gaz signalées par le Dr Herpin, de Metz. Mais il faut, pour en obtenir de bons résultats, s'entourer d'un grand nombre de précautions que l'on néglige d'ordinaire. Dans les sciatiques, par exemple, il ne suffit pas à un malade de se placer dans une baignoire vide et de doucher le trajet du nerf à l'aide d'un jet de gaz. Car on ne le sait pas assez, l'acide carbonique n'agit pas sur la peau lorsque celle-ci n'est pas en moiteur. Il

est donc indispensable que le malade auquel
sont prescrites les douches d'acide carbonique
ait à sa disposition une éponge et de l'eau
pendant toute la durée de la séance, et qu'il
prenne la précaution d'humecter les points
douloureux avant de les doucher.

La douche d'acide carbonique est un modi-
ficateur puissant des névroses; dans les névralgies faciales et temporales, dans les points
pleurodyniques, les sciatiques, etc., la douche
réussit à merveille, et plus loin nous verrons,
en parlant des maladies de matrice, à combien d'applications diverses elle peut être employée.

La douche vaginale d'acide carbonique, plus
puissante que le cautère pour la cicatrisation
des ulcérations du col, n'en a point les inconvénients, et son application ne fait courir aucun danger : aussi l'employons-nous souvent
dans la plupart des affections utérines.

« Quant au bain d'acide carbonique, dit Rotureau, en parlant d'expériences faites sur
lui-même, son action principale est de procu-
rer une sensation de chaleur qui augmente
progressivement jusqu'à ce qu'elle devienne
difficile à supporter; elle se fait sentir au creux
épigastrique, à la partie interne des membres
et surtout des cuisses; elle provoque aux organes génitaux un chatouillement agréable.
Les pulsations artérielles diminuent de huit

à dix dans l'espace d'une minute et deviennent irrégulières, les pieds se réchauffent, les membres acquièrent une grande souplesse, et on ressent un sentiment de bien-être après un séjour d'un quart d'heure ou de vingt minutes dans l'appareil des bains de gaz acide carbonique. »

Aussi employons-nous avec succès les bains d'acide carbonique pour augmenter la vitalité de l'appareil génital, dans les cas d'impuissance, de pertes séminales ou de stérilité. Nous tenions à faire connaître ces applications pour lesquelles nous réclamons la priorité à Royat. Quant aux bains de gaz dans les douleurs rhumatismales, leurs résultats avantageux sont aujourd'hui trop connus pour que nous ayons à insister plus longtemps.

Nous avons passé en revue les divers moyens curatifs de Royat; mais il en est d'autres qui, pour être secondaires, n'en sont pas moins importants pour le malade, tels que le régime à observer pendant le traitement, l'époque de la cure, etc.

Nous mettons toujours en ligne de compte l'influence bienfaisante de notre contrée si pittoresque, et son climat si doux et si sain, attirant à eux seuls beaucoup de touristes et de baigneurs qui ont conscience de cette action si bienfaisante.

5

Et s'il est vrai que beaucoup de malades et même beaucoup de médecins exagèrent en attribuant au changement d'air et de climat presque tous les résultats heureux qu'on obtient d'une cure dans une station thermale, cependant il n'est pas moins vrai que nous obtenons chaque année des résultats et des guérisons inespérés, résultats et guérisons auxquels la magnificence de notre pays et l'action revivifiante de notre air ne contribuent pas peu.

Les personnes insensibles aux jouissances de la nature, énervées ou blasées sur tout, et qui pendant des années n'ont pas quitté leur maison ou ne sont pas sorties de leur rue froide, humide, à air vicié, ces personnes revivent ici de la vie physique, morale et intellectuelle, et l'aspect des beautés de la terre les rend sociables et très-heureuses de vivre.

A Royat, le baigneur se lève ordinairement le matin vers les six ou sept heures, suivant la série dans laquelle il est inscrit pour les bains; puis il fait sa toilette, s'habille selon le temps qu'il fait, en ayant toujours soin de se vêtir un peu plus chaudement que ne le ferait par le même temps une personne bien portante; de plus, il doit se munir encore pour sortir, et par précaution, d'un léger pardessus ou d'un châle dont il aura surtout besoin s'il prend la salle d'aspiration.

En général, nous prescrivons un demi-verre d'eau le matin à jeun, pure ou coupée avec le lait, suivant le cas. Le baigneur prend un bain dont la durée varie comme nous l'avons expliqué, et il continue après le bain à absorber les verres d'eau prescrits par l'ordonnance.

Lorsque le médecin a recommandé la salle d'aspiration, vaut-il mieux faire la séance avant ou après le bain? Les avis sont partagés, et les deux méthodes également applicables. Pour nous, nous conseillons toujours le bain après l'aspiration quand le baigneur habite loin de l'établissement et qu'il y aurait difficulté pour lui à trouver des chaises à porteurs; car en sortant de l'inhalation il y a tout avantage pour le malade à éviter le contact de l'air du dehors. Ce raisonnement était si sérieux autrefois, au mont Dore, que Michel Bertrand avait rendu obligatoire le transport en chaise à porteurs. Nous devons dire aussi que l'altitude du mont Dore et l'heure matinale (quatre heures, trois heures du matin et quelquefois onze heures du soir) donnaient à ce détail une importance qu'il ne saurait avoir chez nous, où les services d'aspiration ne commencent guère avant six heures du matin.

Le déjeuner n'a lieu qu'à dix heures et demie, onze heures; aussi les baigneurs anglais conservent la bonne habitude de prendre leurs verres d'eau le matin avant huit heures, le café au lait à neuf heures, le bain à dix ou onze heures. Ils ne déjeunent qu'à une heure.

Le temps qui reste depuis le déjeuner jusqu'à l'heure du dîner se passe de la manière la plus variée.

On se sépare généralement en deux groupes après le déjeuner : ceux qui doivent boire encore le soir restent dans le voisinage des sources, soignent leur correspondance et font de petites promenades jusqu'à Clermont ou au bois de Royat; ceux qui ne doivent pas boire ni se baigner de nouveau le soir font des excursions plus éloignées. Ils vont à pied, en voiture, à cheval ou à âne, au Puy de Dôme, au lac d'Aydat, à Tournoël ou à Gergovie.

Au reste, le village et les grottes de Royat, les gorges de la Pépinière, les sources de Fontana et de Font-de-l'Arbre, les volcans de Gravenoire, la vallée de Royat, celle de Villars traversée par une voie romaine, les basaltes de Prudelle, les coulées de lave de Villars, le Puy-Chateix, les voûtes romaines, la source de bitume, etc., etc., enfin Chamalières et Clermont, sont autant de buts de promenades faciles et intéressantes.

A quatre heures, on se réunit autour des sources pour y boire le premier verre d'eau; entre chaque verre, on se promène en causant avec les autres baigneurs, car il est difficile de ne pas rechercher la société et de se con-

tenter de la seule contemplation des beautés
naturelles qui nous entourent. Les délicieuses
musiques militaires de la garnison de Clermont, qui se font entendre à tour de rôle dans
le kiosque du parc, contribuent à animer tout
le monde et à rendre cette heure qu'on passe à
boire, plus agréable et plus profitable. A cinq
heures et demie, chacun retourne chez soi et
s'empresse de dîner. Nous vivons dans le pays
des tables d'hôte, excellente institution pour
prendre ses repas d'une manière fort agréable
et fort avantageuse en même temps; il n'y a
que les familles qui viennent ici avec leurs
enfants, ou les malades qui ne peuvent pas
quitter la chambre, qui font venir leur dîner
chez eux. La cuisine est en général simple et
bonne, les aliments ne sont ni trop gras ni
trop épicés, et on ne fait pas abus de sauces
et d'autres mélanges, car nous ne sommes ici
ni au nord ni au midi de la France.

Dans la plupart des hôtels, on prend en
considération le besoin des baigneurs pour
le choix des aliments et pour leur préparation,
et les conseils des médecins ont introduit
beaucoup d'améliorations sous ce rapport;
malgré cela, on sert quelquefois des mets ou
des préparations qui ne conviennent pas à
tout le monde, car, en général, les malades ne
veulent pas se priver des mets frais de la
saison, tels que les salades et toutes espèces

de fruits, qu'ils mangent avec plaisir, mais qu'ils supportent moins bien.

Quant aux enfants, ils sont sous la surveillance de leurs parents; mais la tentation est quelquefois plus forte qu'eux, et ils ont bien de la peine à y résister; du reste, le baigneur qui veut enfreindre les règles prescrites trouverait toujours l'occasion de le faire, même si la police de la table était la mieux faite du monde et si l'on n'y servait absolument rien de nuisible; et en définitive on est toujours forcé de laisser à chacun le soin de la quantité et du choix de ses aliments; il en est responsable directement quand on lui a donné les avis nécessaires.

Ici encore nous ne pouvons que donner des conseils généraux pour ce qu'il faut permettre ou défendre dans chaque cas particulier pendant la cure.

Le régime doit être en rapport avec l'affection morbide et la constitution du baigneur; et les aliments doivent en général servir en même temps de médicaments dans les maladies que nous traitons ici.

Aux dyspeptiques et aux anémiques, je recommande spécialement les aliments suivants: En soupes, du bouillon léger clair ou additionné d'autres substances végétales ou mucilagineuses, telles que du riz, de l'orge perlé, du gruau d'avoine, du sagou, de la semoule, du pain de gruau, du vermicelle ou autres substances légères. En viandes : du bœuf, du mouton, du veau frais, tendre, pas trop gras, bien rôti ou bien cuit ; le veau ne doit pas être trop jeune ; du rôti de chevreuil, de lièvre ; comme volailles : des pigeons, du poulet, du chapon, du coq de bruyère, du perdreau ; en poissons : des truites d'Auvergne, du brochet, de la carpe, du poisson de mer, des huîtres ; en légumes : les haricots jeunes, tendres, des pois, des pois verts, des épinards, les différentes espèces de choux, surtout les choux-fleurs et les choux de Bruxelles, les carottes et les navets, les scorsonères. En pâtisseries : du pain blanc de froment et de seigle, rassis, des petits pains au lait, des biscuits, du gâteau au lait, sec, etc. En fruits : des abricots, des poires, des prunes, des cerises, des mirabelles, fraîches ou conservées, mais cuites, et surtout des fraises. En aliments légers : du pudding fait avec des brioches ou avec du riz, de la semoule et du sagou ; il doit être léger et pas trop gras, ni assaisonné avec des sauces grasses, aigres ou au vin. Le lait cuit et écrémé est surtout avantageux pour les enfants.

En revanche, je trouve nuisibles tous les mets acides, piquants, fortement fumés ou salés et très-gras ; ainsi, je déconseille l'usage des salades de n'importe quelle espèce, des concombres, des saucisses, des viandes fumées, des harengs, des sardines, des rôtis de canard et d'oie, des anguilles, des pâtés trop épicés, des pâtisseries très-grasses et succulentes, et l'abus des huiles, de la graisse et du beurre.

La meilleure boisson est toujours l'eau de César et de Saint-Victor, mais coupée avec le chanturgue ou les bons vins de Bourgogne ou de Bordeaux. Nous ne permettons qu'avec réserve l'usage de la bière, et ceux qui tiennent absolument à en boire doivent avoir soin d'en chercher de très-bonne qualité; nous conseillons encore aux baigneurs de ne pas boire de liqueurs.

Règle générale : les prescriptions les plus nécessaires et les plus importantes pour mettre le régime en harmonie avec une cure d'eau minérale sont les suivantes : de la tempérance toujours, de l'abstinence dans certains cas spéciaux, prédominance d'une nourriture animale et choix convenable des heures des repas.

Aux goutteux, je recommande surtout de prendre après le repas une tasse de bon café noir sans lait ni crème. Mais les meilleures conditions pour que la digestion se fasse bien consistent surtout, pour les constitutions bien nourries et pleines de sève, à passer tranquillement les premières heures qui suivent le dîner, dans une société agréable, à l'ombre des arbres sur la terrasse du casino ou dans un autre endroit attrayant.

Tous les excès sont nuisibles aux goutteux ou aux personnes soumises à la diathèse goutteuse. Il est donc important de bien régler leur régime et leur hygiène, surtout pendant la cure thermale.

La goutte acquise, lorsqu'elle ne provient pas de refroidissements, a une cause si nette qu'elle est admise par tout le monde, excepté par les goutteux. On n'ose pas s'avouer à soi-même qu'on est enclin à la bonne chère un peu plus que de raison; on ne veut pas convenir qu'on accorde trop au repos; et ainsi, peu à peu, par l'habitude on se fait une hygiène qui se résume ainsi : dépense insuffisante des forces, réparation trop grande.

D'après Sydenham, qu'il faut citer à chaque pas quand on parle de goutte, il est utile d'observer une grande sobriété, et de ne pas prendre d'aliments de digestion difficile. Mais il est essentiel d'éviter une trop grande abstinence qui entraîne la débilité.

Car chez la plupart des baigneurs l'eau minérale relève les forces digestives et excite l'appétit. Aussi le régime doit-il être fortifiant. Une alimentation substantielle est généralement indispensable : elle vient en aide au traitement, quand celui-ci doit être exclusivement reconstituant et même quand on n'a pour

5.

but que d'obtenir un effet résolutif. Il ne faut pas oublier d'ailleurs que la plupart des malades qui viennent rechercher le bénéfice des eaux de Royat ont une constitution plus ou moins débilitée, et que, chez eux, une bonne alimentation est nécessaire.

Les médecins qui se sont occupés de goutte sont unanimes aujourd'hui à dire qu'un régime mixte est celui qui convient le mieux aux goutteux. « L'homme et les animaux sont ainsi faits, a dit Trousseau, que, pour leur nourriture comme pour d'autres choses, ils se lassent de suivre toujours la même voie, et, en bien des choses, le changement même pour le pire est accepté par l'économie, non-seulement sans dommage, mais quelquefois avec avantage.

« Pour le régime, il en est de même. Nous constatons, en effet, que l'estomac se fatigue aisément des mêmes aliments, et que ses fonctions sont, au contraire, favorablement excitées par le changement de régime. L'expérience démontre que si, dans nos repas ordinaires, nous sommes rassasiés par une somme déterminée d'aliments qui ne pourrait être dépassée sans produire quelques désordres digestifs, au contraire, si nous prenons part à un banquet dont les mets sont nombreux et variés, nous pouvons ingérer sans dommage une quantité presque double d'aliments. »

Il faut donc défendre une alimentation composée principalement de viandes et exclure entièrement les viandes faisandées. Nous trouvons dans la classification du professeur Bouchardat la liste très-complète des aliments qui conviennent aux goutteux. « Les viandes seront permises, sauf à choisir les moins nuisibles. Ainsi il est inutile de défendre absolument le gibier : lièvres, chevreuils, sangliers, perdrix, cailles, faisans, bécasses, ortolans, mauviettes, non plus que les volailles : poulets, dindes, pigeons, oies; mais on donnera de préférence le bœuf et le mouton; car, rôtie ou grillée, la viande de mouton est incontestablement celle qui se digère le mieux. »

M. Bouchardat montre plus de sévérité que Garrod à l'égard des poissons à chair blanche, comme la morue, la sole, le merlan, que celui-ci permet. Tous deux sont d'accord pour proscrire le saumon, auquel on peut joindre l'anguille et la lamproie, le maquereau et tous les poissons gras et huileux en général. Certains goutteux mangent avec plaisir les huîtres et le hareng, et s'en trouvent, dit-on, très-bien; nous en doutons. Les œufs et le lait ne conviennent guère. Les œufs, par le soufre qu'ils contiennent, peuvent donner lieu à la formation d'acide sulfurique qui augmenterait l'acidité des urines.

Le lait est utile cependant lorsque l'estomac

supporte difficilement une autre nourriture, dans le cas de dyspepsie, de gastralgie ou d'ulcère simple; mais son usage exclusif affaiblit et ne peut être continué que concurremment avec un exercice convenable.

Il faut user modérément du pain, du sucre, des haricots, des pois, des lentilles. Ces légumes seront mieux digérés à l'état de farine qu'à l'état de grains; ils régularisent les selles. Parmi les aliments féculents, les plus appropriés seront ceux qui, comme la pomme de terre, l'igname de Chine, le cerfeuil bulbeux, la papate, renferment une certaine quantité de citrate ou de tartrate de potasse, qui agira à la façon des alcalins, en se transformant en carbonate. On peut y ajouter les espèces qui renferment de l'inuline : topinambours, artichauts, etc. Cependant, il faut défendre les substances herbacées, comme l'oseille, la rhubarbe, les tomates, qui sont susceptibles de contenir de l'oxalate de chaux, et par là de déterminer la diathèse oxalique, proche parente de la diathèse urique, ou produire des embolies, auxquelles on a attribué certaines morts subites dans la goutte. Quant aux asperges, elles excitent trop la sécrétion urinaire et irritent par conséquent les reins.

On peut permettre les salades suivantes : laitue, romaine, escarole, mâche, barbe-de-capucin, cresson, mais très-peu assaisonnées;

on droit restreindre, sinon défendre l'usage des choux ordinaires, choux de Bruxelles, choux-fleurs, et donner la préférence aux épinards, salsifis, cardons, concombres, sur les navets, les carottes, les truffes et les champignons.

La plupart des fruits acides ont rapport aux sels alcalins, auxquels ils doivent la propriété de favoriser l'élimination de l'acide urique. Ainsi Scheele a découvert des bisels de potasse dans les citrons, la groseille, les fraises rouges. Linné dit que l'usage habituel des fraises est extrêmement avantageux pour prévenir les attaques de goutte. Arétée avait déjà observé que la destruction des mûriers dans certains pays y avait amené une épidémie de goutte, maladie inconnue jusqu'alors.

Les groseilles, les framboises et les cerises renferment des bicitrates et des bimalates de potasse à tel point que l'urine d'une personne qui mange cinq cents grammes de cerises douces devient à peu près aussi alcaline que si elle avait pris huit à douze grammes d'un sel alcalin végétal, ce qui équivaut à peu près à deux litres d'eau de Royat.

Les oranges et les raisins peuvent être utiles en raison de leur action diurétique et parce qu'ils aident à la transformation des divers urates de l'économie en bicarbonates plus solubles. La cure de raisin, si bien organisée

dans les stations allemandes, peut être facilement suivie à Royat, et déjà, en 1866, le docteur Allard avait particulièrement appelé
l'attention du monde médical sur les ressources des divers vignobles qui avoisinent
l'établissement. Pourquoi n'a-t-on pas insisté
pour appeler les malades à bénéficier des ressources extrêmement précieuses d'un agent
thérapeutique si commode et si agréable à
prendre? Nous pensons qu'il y a là une lacune
à combler.

A la liste nombreuse des modificateurs qui
ont été préconisés pour combattre l'arthritisme nous avons ajouté le café, le plus expan-
sif des breuvages aromatiques. La première
influence du café, qui est manifeste pour tous
ceux qui ont l'habitude de cette boisson et qui
savent l'apprécier, c'est qu'elle plaît, et que
par son délicieux arome elle charme le goût
et l'odorat. D'après les intéressantes observations faites sur lui-même par le docteur
Jomaud, l'infusion de café paraît plutôt cal-
mer la faim que l'exciter. Selon nous, dans
les conditions ordinaires, il la régularise plus
souvent surtout quand il succède à l'emploi
de boissons alcooliques trop abondantes sans
être excessives. Non-seulement il rend les digestions moins pesantes, mais il peut aider
puissamment à supporter l'abstinence.

Pris à doses physiologiques, le café aug-

mente la quantité d'urine rendue dans les
vingt-quatre heures, mais il diminue la quantité d'urée excrétée dans ce même temps et active l'élimination de l'acide urique. Le café est
certainement un actif diurétique, surtout
lorsque son action est secondée par celle de
l'eau minérale; il rend, dit-on, la motilité plus
énergique, diminue le sentiment de la fatigue,
et peut provoquer l'insomnie, mais une insomnie qui n'est pas sans charme. Il donne à
la pensée plus de liberté, de netteté et d'expression, et facilite le travail intellectuel.

Beaucoup de médecins cependant proscri-
vent du régime des graveleux et des goutteux
le café et les liqueurs fortes; pour ces dernières ils ont raison, l'observation a pro-
noncé; mais pour le café, rien ne prouve qu'il
leur nuise.

« Dans la gravelle urique, dit Bouchardat,
guidé par les mêmes principes, je ne défends
pas le café non plus que dans les autres gra-
velles, quand après son usage les urines ne dé-
posent pas d'acide urique. Dans le cas contraire, on doit s'en abstenir. »

Galtier-Boissière va plus loin et recommande le café indistinctement à tous les goutteux. Le café cru, en macération à la dose de
25 grammes pour 200 grammes d'eau froide,
agit sur la circulation capillaire et les actes
désassimilateurs de la même façon que l'in-

fusion chaude de café torréfié, avec cette diffé-
rence, qui est quelquefois un avantage, qu'il
ne produit pas les phénomènes d'excitation
sanguine. M. Gigot-Suard a eu l'idée d'asso-
cier le colchique au café vert dans le traitement de la diathèse urique.

Le café atténue les effets irritants du colchique et en facilite l'absorption. Nous termi-
nerons ce qui a trait au café en disant que la
goutte, ainsi que la gravelle, est inconnue en
Turquie, aux Antilles et dans les colonies, où
l'on prend du café à toute heure du jour. Nous
croyons donc que le café, en diminuant les
urates, par son alcaloïde la caféine, est en général salutaire aux goutteux, s'ils n'en abu-
sent pas; aussi l'ordonnons-nous aux malades
qui viennent à Royat.

Les médecins anglais recommandent aux
goutteux de ne faire qu'un repas par jour et
de remplacer le vin par un verre de petite
bière. Si l'on en fait deux, celui du matin
pourra être plus copieux, pourvu qu'il soit
suivi de quelques heures d'exercice. Du reste,
la quantité d'aliments dont un goutteux peut
faire usage doit être réglée suivant le degré
d'activité, la force et l'âge du malade : l'estomac
est toujours un guide parfait qu'il faut savoir
consulter à propos.

L'eau est la vraie boisson du goutteux, a dit
Bouchardat; on peut au besoin y ajouter du

quinquina, des toniques et des amers. Cependant nous recommandons les vins légers du pays, mais jamais purs et toujours coupés avec une eau minérale, faible, celle de la source César par exemple.

Il est généralement reconnu aujourd'hui que les vins du Midi, et surtout les vins blancs, sont fort nuisibles. Ainsi le madère et le porto doivent être proscrits d'autant plus sévèrement du régime des goutteux, que les gens qui en font habituellement usage font bonne chère et prennent peu d'exercice. Après ceux-là viennent le malaga, le xérès, le frontignan et les vins sucrés du midi de la France. Les qualités ordinaires des vins de nos pays prédisposent beaucoup moins à la goutte et ne la créent pas de toutes pièces; on croit même que certains vins blancs, ceux de la Moselle et du Rhin, jouissent de l'heureuse propriété de diminuer la quantité d'acide urique de l'économie. Les chimistes expliquent ce fait en disant que ces vins contiennent tous de l'acide quinique ou succinique, qui ont le pouvoir de se dédoubler en acide benzoïque et en acide hippurique soluble; ou bien encore que le bitartrate de potasse qu'ils renferment en grande quantité se transforme en bicarbonate de potasse, qui agit alors en alcalin, et favorise la diurèse.

En dehors de la médication thermale, le

goutteux devra autant que possible ne pas
s'exposer aux variations brusques de température, se vêtir de flanelle et entretenir les
fonctions de la peau par un exercice journa-
lier, car il faut utiliser les forces à mesure
qu'elles reviennent, et rechercher ce qui peut
donner de l'attrait aux occupations de chaque
jour.

« Le défaut d'un exercice régulier, écrivait
Chomel, est l'une des causes les plus fréquentes de la dyspepsie, ce satellite de la
goutte : son influence sur le dérangement des
organes digestifs est d'autant plus grande que
le sujet a des muscles plus forts et plus aptes
à supporter le mouvement; la vie sédentaire
est généralement, par ce motif, plus nuisible
aux hommes qu'elle ne l'est aux femmes, qui,
d'ailleurs, trouvent dans la surveillance et les
soins du ménage une cause de mouvement que
n'ont pas les hommes. Un exercice modéré est
un auxiliaire indispensable pour les bonnes
digestions; on pourrait dire proverbialement
qu'on digère avec ses jambes autant qu'avec
son estomac. C'est donc un des points les plus
importants à considérer dans le traitement
de la dyspepsie, de la goutte et des gra-
velles. »

Dès que la nuit arrive, les baigneurs ont
l'habitude de regagner leur domicile dont ils
ferment les fenêtres; comme la saison et

l'usage des bains augmentent chez presque tous l'activité de la peau et son impressionnabilité, cette précaution est très-nécessaire pour éviter les refroidissements.

Devons-nous ajouter qu'un bon et long sommeil est très-utile, que souvent même il est indispensable pour supporter la cure, quelquefois très-fatigante?

Le régime, les occupations et les distractions sont, comme on le voit, réglés et bien déterminés, de manière à concourir à un résultat essentiel : obtenir la santé et la guérison de tous les maux dont est affecté le baigneur; aussi faut-il faire une distinction radicale des formes morbides que présentent les patients, de leur sexe, de leur âge, de leur nationalité, de leur position et de leurs rapports sociaux; et le médecin doit toujours prendre tous ces éléments en considération pour ordonner l'usage des eaux à l'intérieur et à l'extérieur, ou pour régler les autres moyens adjuvants, tels que le régime et le genre de vie.

« Quand vous arrivez aux eaux, a dit Alibert, faites comme si vous entriez dans le temple d'Esculape; laissez à la porte toutes les passions qui ont agité votre âme, toutes les affaires qui ont si longtemps tourmenté votre esprit. » En effet, toute personne qui se soumet au régime des eaux doit d'abord mettre de côté le soin des affaires, bannir de son esprit les inquiétudes, les chagrins de la vie, et user de tous les moyens qui sont à sa disposition pour se soustraire aux idées tristes et mélancoliques qui l'assiégent de toutes parts ; elle doit en quelque sorte oublier sa maladie pour ne songer qu'à son rétablissement. Alors la perspective d'une guérison prochaine remplacera la sombre morosité par la gaieté et l'enjouement ; alors l'âme s'ouvrira aux affections douces et agréables, et le courage renaîtra avec la santé, but unique du voyage aux eaux.

Sous l'influence du traitement hydro-minéral, de grandes améliorations se produisent dans l'organisation ; mais quelquefois le résultat favorable que produit l'usage de nos eaux n'est pas manifeste pendant la cure elle-même, et ne se montre que plus tard avec ce qu'on appelle l'action consécutive ; les sujets de cette catégorie quittent souvent Royat en apparence aussi malades qu'à leur arrivée ; ils partent tristes et découragés, avec l'opinion que le médecin, en leur promettant une action favorable consécutive, a voulu leur donner une fiche de consolation, qui ne leur inspire pas la moindre confiance ; heureux pour eux, si au moins dans les premiers temps qui suivent la cure, ils s'abstiennent de toute médicamentation, s'ils suivent la règle de conduite que leur a tracée le médecin des eaux, et s'ils ne contrarient ou ne paralysent pas leur action, qui se fera sentir plus tard, en se soumettant à toute espèce de traitements nouveaux.

Cette sage abstinence recevra presque toujours sa récompense, un peu plus tôt ou un peu plus tard, par un rétablissement complet de la santé, ou au moins par une amélioration considérable qui ne tardera pas à se manifester. Ce n'est quelquefois qu'après plusieurs mois que nous recevons des lettres de remercîments, dans lesquelles nos malades nous expriment leur joie et leur reconnaissance pour l'heureux résultat que leur a procuré l'usage de nos eaux ; et, très-souvent, ces lettres nous sont écrites par des baigneurs qui nous avaient quitté en se plaignant beaucoup de nous, ou en nous souriant avec méfiance. Que de malades qui reviennent ici spontanément, la seconde ou même la troisième année, pour consolider par une nouvelle cure les heureux résultats que leur avait procurés une première saison !

Beaucoup ont déjà, avant de partir de chez eux, fixé le nombre de semaines qu'ils passeront chez nous, ou bien demandent dès leur arrivée combien de temps ils devront rester et combien de bains ils devront prendre ; or il est très-rare qu'on puisse répondre à leurs questions avec quelque certitude, et ce qu'il y a de mieux à faire, c'est de les prévenir immédiatement que l'effet obtenu est la seule mesure qui décidera s'ils doivent continuer la cure ou quand ils pourront la cesser. Ordinairement, on fixe à trois semaines, vingt-cinq jours au plus, la durée du traitement. Cette durée est tout à fait de convention, et s'il fallait chercher une cause à ce sentiment si répandu, que toute cure doit durer, au maximum, vingt-cinq jours, on la trouverait sans doute dans ce fait, que vingt-cinq jours constituent à peu près la période durant laquelle les femmes peuvent se soumettre au traitement entre deux époques menstruelles. Il est aisé de voir qu'un précepte de cette sorte ne peut avoir aucune valeur thérapeutique. On ne peut évidemment baser la durée d'un traitement sur le temps qui s'écoule entre deux fonctions qui sont physiologiques et qui, à moins que leur absence ne constitue un symptôme, sont indépendantes de la maladie pour laquelle on vient aux eaux.

Tant que le baigneur se trouve à son aise, que toutes les fonctions s'exécutent régulièrement, tant que ses forces vitales et son moral continuent à se relever, effet qui se produit souvent dès les premiers jours, il peut continuer tranquillement sa cure et augmenter peu à peu ; même un semblant d'aggravation des affections locales sera souvent interprété comme un signe d'amélioration par le médecin qui en a l'expérience.

Un malaise temporaire, qui a pour point de départ une cause passagère, telle que l'époque menstruelle, une faute de régime, un refroidissement ou une autre cause semblable, ne demande jamais qu'on cesse complétement le traitement.

Quelquefois cependant nous le suspendons pendant quelques jours; quelquefois nous nous contentons de diminuer les doses.

L'action des eaux thermales de Royat, pour être lente et presque insensible, n'en est pas moins très-puissante; mais, ainsi que nous l'avons dit, comme leurs effets se font rarement sentir immédiatement d'une manière très-prononcée, et qu'il faut même souvent, pour pouvoir en bien apprécier les résultats, attendre plusieurs semaines et même plusieurs mois après la cure, il en résulte que cette médication ne satisfait pas toujours, pendant le séjour qu'ils font aux eaux, certains malades qui ne prennent une opinion favorable d'un traitement qu'autant qu'ils en voient des résultats immédiats.

Ce qui les confirme dans cette erreur, c'est qu'ils voient d'autres malades accuser dès les premiers jours un bien-être extrême, ou tout au moins un notable soulagement.

En général, lorsque la dose des eaux de
Royat est graduellement élevée, que toute la
masse du sang s'est chargée de leurs principes
minéralisateurs, on peut arriver à un état de
saturation qui doit attirer l'attention du médecin et servir de guide dans les modifications
à porter au traitement. Car il se déclare quelquefois des symptômes qui chassent les rêves
de guérison dont se berçait le malade et le
font arriver chez le médecin dans un trouble
et une frayeur extrêmes. Ces symptômes sont
ceux de la crise des eaux, ou fièvre thermale;
ils apparaissent rarement avant la quatrième
ou la sixième semaine, souvent beaucoup plus
tard, et ils se manifestent particulièrement de
la manière suivante :

État fébrile léger avec excitation des systè-
mes vasculaire et nerveux, circulation et respiration accélérées, insomnies, rêvasseries,
apathie générale pour toute espèce de mouvement, etc. Chez les arthritiques, poussées
nouvelles à la peau et sensibilité peu ordinaire. L'apparition de la fièvre thermale est
pour le plus grand nombre des malades la fin
de la cure véritable, et dès ce moment ils entrent dans la période d'action consécutive en
diminuant de jour en jour le nombre des
verres d'eau et la durée des bains. Je conseille
rarement de faire usage dans le courant du
même été d'une autre eau minérale ni d'autres

bains. Cependant, lorsqu'il y a indication, un repos de quelques semaines est de première nécessité. De même, quand il faut reprendre pendant la même saison l'usage de nos sources, un intervalle de quelques jours est indiqué; ce n'est que de cette manière que nos eaux exerceront de nouveau une action salutaire. On pourra avantageusement profiter de ces quelques jours de repos, pour faire des excursions dans les pays voisins; on pourra visiter les stations thermales du mont Dore et de la Bourboule et revenir par Saint-Nectaire; c'est un voyage des plus pittoresques et des plus faciles, vu la proximité des stations; mais encore faut-il savoir le transformer en promenade tranquille et agréable, car la fatigue, après une saison thermale, détruirait partiellement l'effet des eaux.

Comme la plupart des malades qui viennent se faire traiter chez nous portent des affections tenaces et presque toujours constitutionnelles, une seule saison suffit rarement pour les guérir radicalement; quand la première saison a donné une grande amélioration, il est toujours à désirer qu'ils en fassent une seconde, qui est même impérieusement commandée dans plusieurs cas. Beaucoup de baigneurs nous reviennent même sans qu'il y ait pour eux nécessité de le faire; ils reviennent par reconnaissance, ou sont attirés par le charme du séjour en

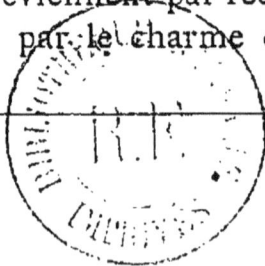

6

Auvergne, d'autres fois aussi avec l'idée qu'il pourrait être resté dans le corps un germe caché de leur ancienne maladie, germe qu'ils ont l'espoir de détruire à tout jamais, en répétant l'usage de nos eaux, dont ils ont une première fois constaté la merveilleuse efficacité.

Dans l'intervalle des saisons de Royat, les eaux se boivent à domicile, et leur exportation a pris, dans ces dernières années, une extension considérable; aujourd'hui elle est répandue non-seulement dans toutes les villes de France, mais encore à l'étranger, où on en fait une consommation qui va toujours croissant. Il devait en être ainsi.

Chaque année, le nombre des baigneurs augmente dans notre station; leur traitement terminé, de retour au logis, ils désirent continuer et assurer le succès de la cure qu'ils viennent de faire. Ceux qui ne sont pas malades savent par expérience que ces eaux facilitent singulièrement les fonctions de l'estomac, qu'elles font disparaître les lourdeurs, les fatigues qui trop souvent accompagnent les digestions. Aussi chez eux, comme à la table d'hôte de Royat, ils veulent avoir auprès d'eux, à leurs repas, un aussi agréable moyen de traitement, une eau de régime aussi agréable.

Comme les eaux de Royat, transportées, conservent toutes leurs qualités médicinales et leur gaz acide carbonique qui les rend fraîches et agréables au goût, les malades qui n'ont pu se déplacer pour un motif quelconque peuvent faire à domicile un traitement efficace, surtout s'il est prolongé pendant quelque temps et suivi avec exactitude.

Dans ces conditions, il n'est pas étonnant de voir l'exportation des eaux de Royat prendre un développement qu'on était loin de prévoir, mais qui s'explique bien par la qualité des eaux et leur renommée qui devient aujourd'hui européenne.

CHAPITRE III

Maladies traitées a Royat. — Ems et Royat. —
a. Affections des voies respiratoires. — Bronchites.
— Catarrhes. — Asthme. — Emphysème. — Phthisie. — Laryngites. — Angines. — Granulations. —
b. Affections arthritiques. — Goutte. — Gravelle.
— Sciatique. — Eczéma. — Rhumatismes. — *c. Affections chloro-anémiques et nerveuses.* — Dyspepsies. — Névroses. — Maladies de matrice. —
Métrites. — Leucorrhée. — Stérilité.

Les *eaux de Royat* ont des propriétés générales et des propriétés spéciales, c'est-à-dire
que par leur nature elles modifient certains
états morbides de la constitution et guérissent des affections locales. Elles sont : 1° *toniques* et *reconstituantes*. Cette propriété trouve
son application dans un grand nombre de
maladies chroniques qui entraînent par leur
développement une altération de la constitution. Elles favorisent le rétablissement des
fonctions physiologiques et agissent comme
stimulant dans tous les cas de dépression de
l'organisme et d'affaiblissement du système
nerveux. 2° Suivant leur mode d'administration, elles sont : ou *sédatives,* par consé-

6.

quent applicables à toutes les maladies où domine l'élément douleur, ou *excitantes et résolutives*, et alors elles activent la circulation générale, favorisent la résolution des engorgements et facilitent l'élimination de certains principes morbides.

Les maladies chroniques contre lesquelles elles se sont montrées le plus efficaces peuvent se diviser en trois groupes :

1er GROUPE. — Les affections des voies respiratoires. (Laryngites, bronchites, catarrhes, asthme, etc.)

2e GROUPE. — Les affections arthritiques. (Goutte, rhumatismes, eczéma, etc.)

3e GROUPE. — Les affections chloro-anémiques et nerveuses. (Dyspepsies, névroses, maladies de matrice, etc.)

La composition mixte des eaux de Royat, alcalines comme celles de Vichy, arsenicales comme celles du mont Dore, explique comment on peut soigner avec succès, dans cette station, les affections des voies respiratoires et celles des organes digestifs.

Mais par sa richesse martiale et surtout par ses bains à eau courante, Royat s'adresse à toutes les manifestations morbides qui tiennent à un *appauvrissement globulaire du sang*. Il n'y a que les eaux d'Ems qui nous offrent une pareille analogie de composition et qui attirent les mêmes catégories de malades.

Voici, en effet, les maladies traitées à Ems : Affections des voies respiratoires : laryngites chroniques, bronchites catarrhales, phthisies pulmonaires; affections utérines : métrite catarrhale, catarrhe utérin, troubles de la menstruation; affections nerveuses : palpitations, spasmes, hystérie, etc.

Les auteurs les plus autorisés de la science hydrominérale, les thérapeutistes les plus éclairés : Gubler, Rotureau, Durand-Fardel, Mialhe, Le Bret, Barraud, et plus récemment encore le Dr Labat, ont mis en parallèle les eaux d'*Ems* et de *Royat*.

Il y a quinze ans, Rotureau, dans son ouvrage sur les eaux minérales de la France et de l'étranger, avait déjà attiré l'attention du corps médical sur les grands rapports de minéralisation et de thermalité de ces deux stations et sur la facilité d'obtenir à la source française les cures de la fameuse station allemande. « Signalons, dit-il, l'analogie des eaux de Royat et d'Ems, qui non-seulement ont la même thermalité, mais qui contiennent encore les mêmes principes fixes et gazeux en proportions à peu près identiques, à ce point que la seconde de ces deux stations serait à peine reconnaissable par un chimiste qui ferait en même temps leur analyse quantitative et qualitative, s'il ne trouvait une certaine quantité de fer dans les eaux d'Auvergne. »

Durand-Fardel, dans un rapport sur les eaux minérales de France mises en regard de celles de l'Allemagne, dit que le rapprochement des eaux d'Ems et de Royat se justifie aussi bien par la ressemblance de leur composition chimique, que par les résultats de l'observation clinique, et, passant en revue les diverses affections qui demandent le secours des eaux bicarbonatées et chlorurées sodiques, il démontre que le traitement en est aussi efficace à la station française qu'à celle de l'ancien duché de Nassau.

Le Dr Labat a très-bien résumé les caractères généraux de ces deux stations : « Royat, dit-il, est sans contredit une de nos stations thermales les plus favorisées; au centre de la France, à dix heures de Paris, à quelques heures de Lyon, à deux kilomètres d'une ville importante, Clermont, qui domine la fertile vallée de la Limagne, Royat est assise au pied du Puy de Dôme, dans la gorge pittoresque du torrent de Tiretaine, entre les Puys de Chateix et de Gravenoire, qui la défendent des vents du nord-ouest. D'un côté, le spectacle imposant de la grande chaîne volcanique; de l'autre, une plaine qu'on pourrait appeler un immense jardin. Ajoutez à cela des eaux d'une constitution remarquable, puisqu'elles sont à la fois alcalines, salées et ferrugineuses; d'une abondance extrême et d'une température correspondante au bain tempéré; un climat de montagne plutôt doux, et vous aurez une idée d'ensemble sur la valeur d'un de nos premiers bains d'Auvergne. » Malgré tous ses avantages, Royat n'a été classé que depuis quelques années, et du temps du Dr Allard, cette station recevait à peine 500 visiteurs; tandis qu'aujourd'hui il dépasse le chiffre de 4,000 baigneurs.

Le climat est celui des altitudes moyennes, soit 450 mètres; ses qualités toniques sans rudesse sont favorables aux fonctions générales. La température des sources ordinaires est de 10°, ce qui, d'après le Dr Labat, représenterait la température moyenne du lieu. Le fond du terrain appartient au massif granitique central de la France. Les eaux minérales traversent les trachytes, les basaltes et les arkoses (espèce de granit refait dont les éléments quartzeux se relient par un ciment argileux assez abondant).

Après une indication sommaire du nouvel établissement balnéaire, lequel est très-important, et une revue rapide des divers griffons dont la grande source Eugénie est le type, le Dr Labat signale les applications thérapeutiques de ces eaux dans lesquelles la lithine existe en grande abondance. « Ems, dit avec raison notre confrère, a une vieille réputation; ce pays pittoresque a exercé depuis longtemps la verve des écrivains; sa position sur les bords du Rhin, voisine de la France et de l'Angleterre et des villes importantes du pays rhénan, est fort heureuse. Enfin, la vallée du Lahn, dans laquelle elle se trouve, est des plus belles. »

Au milieu des détails précis donnés par lui pour faire ressortir que la vallée est très-bien ensoleillée, que son orientation est des meilleures, il faut bien reconnaître aussi que les froids et les brouillards y sont précoces, le mois de septembre parfois détestable et l'air assez humide. Après une étude savante de ce pays fort apprécié des géologues, d'après le Dr Labat, les eaux d'Ems, comme celles de Royat, paraîtraient venir de la région intra-granitique. «Elles en apportent des matériaux analogues à ceux des roches éruptives qui en viennent à coup sûr. Il semblerait donc qu'il y a là un parallélisme d'origine plutôt que des emprunts par décomposition et dissolution. »

Toutes les sources d'Ems ont une température oscillant dans les limites étroites de 37° à 47°, et leur analogie de constitution démontre qu'elles proviennent d'un réservoir commun. Ces eaux sont fortement gazeuses, notablement chlorurées et alcalines, peu sulfatées et accusant à peine des traces de fer. Les établissements balnéaires avec ou sans hôtels annexes sont nombreux à Ems. — Quelques-uns très-bien installés. 130 cabinets environ appartiennent au gouvernement et 40 aux particuliers. Il y a peu de piscines; l'hydrothérapie est médiocrement représentée, et les salles de pulvérisation sans importance. Tous ces services sont installés grandement dans le nouvel établissement de Royat. L'effet diurétique de l'eau prise en boisson est considérable; elle constipe plutôt qu'elle ne purge. Les fonctions digestives sont stimulées, les bains d'eau minérale chargés d'acide carbonique sont toniques et stimulants. — Eau alcaline moyenne, diminutif de Vichy et Carlsbad, elle s'emploie souvent dans les cas analogues à ceux justiciables de ces célèbres stations. — Les maladies des voies digestives, des organes génitaux dans les deux sexes, la diathèse arthritique et les affections chroniques des voies respiratoires, particulièrement le catarrhe pulmonaire, sont heureusement modifiées par ces eaux à action altérante et puissante. Mais aujourd'hui les médecins d'Ems ne veulent plus les phthisiques. Le parallèle qui suit l'exposé des qualités propres à chacune des stations fait parfaitement ressortir leurs nombreux points de ressemblance. Il est tracé de main de maître et se prête peu à l'analyse; il faut le lire en entier. La conclusion de l'auteur est que la France possède en Auvergne une station pouvant déjà prendre très-hono-

rablement sa place à côté d'une autre plus
ancienne dont l'Allemagne se glorifie. Il eût
été difficile cependant, il y a quelques années
encore, de tracer un tableau exact des maladies soignées ici avec succès. Les indications thérapeutiques des sources de Royat,
pas plus que leur composition chimique,
ne s'établirent du premier coup. Pendant
longtemps elles demeurèrent en partie mé-
connues. Les premières affections que l'on
soumit à un traitement régulier dans la nouvelle station n'appartenaient pas en général
à la catégorie de celles pour lesquelles les
eaux de Royat sont spécialement indiquées.
En sorte que l'on peut dire qu'il n'y a réellement que quelques années que le corps médical commence à connaître la véritable valeur de ces eaux et les merveilleuses actions
curatives qu'elles exercent sur un certain
nombre de maladies qui trouvent difficilement ailleurs un soulagement persistant.

*Sur cent malades soignés à Royat, il y en a
trente au moins atteints d'affections des voies
respiratoires.* La bronchite chronique, les
tendances catarrhales, les laryngites, l'aphonie, l'asthme, sont les maladies qui se rencontrent le plus fréquemment ici. Nous voyons
quelques phthisiques aussi; et chez eux, sous
l'influence de la cure, l'innervation se relève,
l'engorgement inflammatoire des portions de

tissu pulmonaire qui entourent les masses tuberculeuses tend à se résoudre, la respiration s'élargit, l'hématose se fait mieux, l'appétit s'accroît, la digestion des aliments s'accomplit avec facilité, sans réaction fébrile; la nutrition générale fait des progrès rapides, les forces renaissent, et l'embonpoint se manifeste.

Si ce traitement est dirigé contre une phthisie commençante, il peut agir, jusqu'à un certain point, comme moyen prophylactique et empêcher le développement du mal en restaurant les forces de la vie. Si la maladie est déjà avancée, il peut l'enrayer et prolonger l'existence. Un exemple :

Le capitaine L..., quarante-cinq ans, grand et sanguin, à poitrine bien développée, mais d'une famille qui compte quelques phthisiques et plusieurs goutteux, toussait depuis dix mois sans jamais avoir craché le sang; il était sujet aussi à des accès de suffocation nocturne. L'auscultation indiquait chez lui l'existence d'une bronchite étendue avec craquements dans les sommets, battements de cœur, essoufflements, etc., fonctions digestives régulières.

Son médecin lui conseilla les eaux de Royat et me l'adressa pour diriger le traitement.

Nos bains à eau courante, la salle d'inhalation, et l'eau en boisson, débarrassèrent le ca-

7

pitaine L..., en moins de vingt-cinq jours, du mal qui l'avait amené à Royat.

Il y revint l'année suivante, mais par simple reconnaissance, et depuis deux ans sa poitrine est en bon état.

« Chez les phthisiques, a dit Gubler, quand l'imminence morbide est trop pressante, il faut conseiller Royat, que je place à côté du mont Dore pour le traitement hydriatique de la tuberculose, quand il y a éréthisme et menaces d'accidents inflammatoires fébriles. » C'est aussi l'avis du professeur Potain, qui tous les ans nous adresse des phthisiques et apprécie les bons effets de nos eaux opposées aux accidents phémiques.

« Dans les affections des organes de la respiration, dit Rotureau, comme le catarrhe pulmonaire chronique, l'asthme ne reconnaissant pas pour cause une lésion organique, la pneumonie, la bronchite, la laryngite et la pharyngite chroniques et même subaiguës, l'action curative des eaux de Royat, administrées à l'intérieur, en même temps que les malades fréquentent chaque jour les salles d'inhalation, et y font un séjour assez prolongé, se rapproche de celle des eaux d'Ems, et, à cet égard, je mettrais en première ligne la station française, dont l'eau en boisson a tout autant d'efficacité que ces dernières dans les états pathologiques susindiqués. Elle possède de plus, d'ailleurs, les salles d'aspiration, qui font surtout alors la partie la plus active et la base d'un traitement inconnu à l'établissement de l'ancien duché de Nassau. »

Royat a été souvent comparé à Vichy. Il est quelquefois permis d'hésiter sur le choix à faire entre Vichy et Royat, lorsque les malades dont les affections réclament les eaux bicarbonatées sodiques, présentent un tempérament qui est sur la limite des constitutions sanguines et lymphatiques ; bien des convenances peuvent alors être consultées. Mais il n'en est plus ainsi lorsque les malades accusent nettement soit un tempérament sanguin, soit au contraire un tempérament anémique. *Vichy* convient aux premiers, *Royat* aux seconds. (Rotureau.)

C'est que les eaux de Royat possèdent, à côté de l'élément alcalin, des propriétés toniques et reconstituantes que leur donnent le chlorure de sodium et une proportion notable de fer et de manganèse.

Il en résulte que nos principaux médecins, lorsque le traitement alcalin est indiqué, conseillent les eaux de Vichy aux malades qui accusent nettement un tempérament sanguin, et, au contraire, les eaux de Royat, à tous ceux qui ont un tempérament anémique.

Et l'arsenic qui, pour être bien supporté,

doit être donné à faibles doses, concourt lui
aussi à modifier l'ensemble des symptômes
maladifs. On sait, en effet, que son action pour
être lente n'en est que plus active, et que
dans toutes les affections des voies respiratoires, c'est un agent de premier ordre. Du
reste, on peut constater à la suite de l'absorption de l'arsenic à doses médicales :

1º Un certain degré d'embonpoint : les substances hydrocarbonées, n'étant pas brûlées
complétement, s'accumulent à l'état de graisse
dans le tissu conjonctif ;

2º Une plus grande résistance à la fatigue :
l'arsenic diminuant les combustions, le mus-
cle respire moins, devient plus lentement
acide et peut de la sorte travailler plus longtemps ;

3º Une facilité plus grande de la respiration :
les dilatateurs de la poitrine participent à la
diminution de fatigue des autres muscles et
fonctionnent mieux ;

4º La fraîcheur du visage : la coloration
plus rosée des téguments est la conséquence
naturelle de la coloration plus rouge du sang.

Nous pouvons donc bien, comme je l'ai déjà
dit, attribuer à la présence de l'arsenic dans
nos eaux minérales quelques-unes de nos
bonnes cures.

Quant à l'*asthme,* l'atmosphère pulvérisée,
en déterminant une sédation à peu près com-

plète de la dyspnée, rappelle également l'expectoration. Je possède un grand nombre d'observations se rapportant soit à la bronchite, soit à l'asthme, dans lesquelles j'ai constaté combien les malades se trouvaient soulagés après un séjour de vingt-cinq à trente minutes dans la salle d'inhalation.

Bien évidemment, je ne veux pas dire que ce soit là le seul traitement minéral à instituer contre l'asthme; je sais qu'il faut tenir compte de la cause qui tantôt est une influence herpétique, rhumatismale ou goutteuse; je veux simplement constater ce fait de la disparition presque instantanée de la dyspnée, qui se reproduit, mais toujours en se modifiant, quelques heures après que le malade n'est plus soumis à l'influence de l'inhalation. Je connais des asthmatiques qui, depuis plusieurs années, viennent aux eaux de Royat, et qui ont vu leur maladie s'atténuer beaucoup par le fait du traitement thermal diversement employé.

Lorsque surtout l'asthme est compliqué d'état catarrhal, le succès n'est pas douteux, et on comprendra aisément toute l'efficacité que doit avoir ici un traitement qui non-seulement régularise l'innervation, facilite l'accomplissement de l'acte respiratoire et fait tomber l'excitation vasculaire, mais encore s'adresse à l'élément catarrhal, au principe rhumatismal et à la diathèse herpétique, qui si souvent ont une part considérable dans la production de la maladie.

Dans le traitement des phlegmasies chroniques, des lésions de sécrétion de la membrane muqueuse qui tapisse les fosses nasales et la région laryngo-pharyngienne, l'eau minérale, indépendamment de son influence sédative sur la circulation et de son action élective sur les tissus muqueux après qu'elle a été absorbée, agit encore par son contact direct. Ici, elle répond à une double indication lorsque le coryza ou l'angine chronique offre la complication rhumatismale ou arthritique.

La pharyngite catarrhale est certainement celle dont on a le plus facilement raison; après elle vient la pharyngite sèche, coïncidant avec une disposition rhumatismale; enfin la laryngite glanduleuse est celle qui résiste le plus aux moyens employés. Les effets de l'atmosphère pulvérisée sur la muqueuse pharyngolaryngienne sont analogues à ceux que j'ai indiqués en parlant de la bronchite. J'ajouterai que dans la pharyngite de forme rhumatismale, qui diffère des autres par la sécheresse de l'arrière-gorge, les malades éprouvent à respirer cette atmosphère humide un bien-être extrême.

La sécrétion normale suspendue reparaît,

les mouvements fréquents de déglutition si pénibles s'exécutent sans que le malade en ait conscience, la toux fatigante s'atténue et se dissipe entièrement. Il se passe ici le même phénomène que celui que j'ai constaté chez les asthmatiques; chez ceux-ci, en effet, le retour de l'expectoration diminue la dyspnée; chez les autres, la réapparition de la sécrétion muqueuse entraîne la disparition de la toux.

Mais comment expliquer le nombre toujours croissant de malades fréquentant les salles de pulvérisation? C'est qu'indépendamment des effets résultant de l'impression du froid ou de l'humidité, de la suppression partielle de la transpiration cutanée, il est certaines professions qui, plus que d'autres, prédisposent aux *granulations* à la gorge. Ainsi le docteur Green, de New-York, appelait la pharyngite, la maladie des clergymen, parce qu'elle atteint de préférence les personnes qui font un usage souvent immodéré de leur voix : tels sont les chanteurs, les avocats, les ecclésiastiques.

Chomel cite comme prédisposant à la pharyngite la forme ogivale de la voûte palatine avec rétrécissement de l'arcade dentaire. Je ne nie pas que cette disposition n'ait une influence très-grande sur la production de la pharyngite, mais elle ne s'observe qu'à de rares exceptions, et elle ne suffirait pas, comme l'a dit le D⁣ʳ Fauvel dans sa savante *Monographie des maladies du larynx*, pour expliquer le nombre considérable de laryngites granuleuses que l'on observe.

En effet, cette maladie attaque tous les âges, et quoique l'homme y soit plus disposé que la femme par la nature de sa profession, on la rencontre aussi très-communément chez de très-jeunes enfants.

Il me paraît inutile de rappeler tous les symptômes de la pharyngite; cependant j'insisterai sur ceux que l'on rencontre le plus communément dans la pharyngite liée à une disposition rhumatismale, celle que nous observons le plus souvent ici.

Toute personne atteinte de pharyngite éprouve des enrouements fréquents souvent intermittents, lorsqu'elle lit à haute voix, qu'elle chante ou bien qu'elle se trouve dans une atmosphère à température élevée. Lorsque la maladie s'est propagée dans le larynx et jusque sur les cordes vocales, la voix est singulièrement modifiée dans son timbre; elle peut même s'éteindre complétement.

Les chanteurs qui, en raison de leur profession, s'étudient plus que les autres, remarquent qu'ils ont une difficulté plus grande à émettre les sons : ils passent plus difficilement d'un registre à un autre ; il leur faut plus d'efforts pour produire les mêmes effets.

Cela semble résulter de l'altération qu'a subie la muqueuse laryngienne dans sa texture, qui ne permet plus au larynx sa mobilité ordinaire ; cette gêne peut s'expliquer par un spasme des muscles extrinsèques du larynx (sterno-hyoïdien, thyro-hyoïdien et constricteur inférieur du pharynx), car on a souvent observé que l'hypertrophie de la muqueuse, la sécheresse ou l'exagération de sécrétion entraînaient pour le malade des mouvements de déglutition très-fréquents et, par suite, une douleur très-réelle au niveau des attaches de la langue et de l'os hyoïde. Cette sensation douloureuse se fait également sentir dans les muscles de la partie postérieure du cou ; les malades la comparent à celle d'un torticolis continuel dont l'intensité les avertit d'une nouvelle exacerbation dans leur pharyngite habituelle.

Dans tous ces cas, la pulvérisation, l'inhalation, les pédiluves, les grands bains, les douches sur les pieds, les gargarisme et l'eau en boisson sont les puissants moyens dont nous pouvons disposer, ceux aussi auxquels nous recourons avec le plus de succès.

On voit combien les affections des voies respiratoires rentrent dans la sphère d'action des eaux de Royat. Je pourrais donner à l'appui de mon dire un grand nombre d'observations. J'en ai publié déjà beaucoup dans un précédent travail [1]. Je me bornerai à quelques citations :

M. B., soixante ans, de Saint-Julien, près Lyon, était atteint depuis plusieurs années de dyspnée et d'une toux sèche et anxieuse qui se terminait par l'expulsion de crachats spumeux et verdâtres. Les efforts qui revenaient par quintes, surtout la nuit et le matin, fatiguaient beaucoup M. B., qui avait maigri étrangement et perdu en partie l'appétit et le sommeil. M. B. fut envoyé à Royat en 1874. Râles sibilants et muqueux à grosses bulles dans toute l'étendue de la poitrine, avec expiration prolongée et sifflante, et sonorité exagérée de la poitrine, c'est-à-dire bronchite catarrhale et emphysème pulmonaire.

Sous l'influence du traitement thermal, j'obtins, dès le sixième jour, ce que n'avaient pu obtenir les vésicatoires, ni les nombreux sirops employés jusqu'alors. La toux se calma comme par enchantement; la dyspnée cessa bientôt, et mon client retrouva un calme qu'il ne connaissait plus. Du 5 juillet au 5 août, M. B. suivit ponctuellement mes conseils, et

[1] *Nouvelles Observations de maladies chroniques traitées avec succès aux eaux thermales de Royat.* Paris, 1879.

il quitta Royat émerveillé de sa guérison.
M. B. est revenu la saison suivante en 1875,
après avoir passé un fort bon hiver. Même
traitement, pas de bains. Le mieux se conti-
nua. Depuis, M. B. est un client assidu de
notre station, et, tous les ans, nous avons le
plaisir de revoir notre ancien malade qui vient
à Royat par mesure préventive.

M. N. est âgé de quarante-trois ans, d'un
tempérament nerveux, très-impressionnable;
il a été asthmatique dès son enfance (asthme
héréditaire). Il était pâtissier à Paris; il est
venu en province sur le conseil de son médecin et a changé de profession en arrivant à
Saintes. En 1864, il fut atteint d'une affection
caractérisee par des douleurs de tête, des vomissements, une démarche titubante et des
accès tout au moins épileptiformes. Un séton
fut appliqué à la nuque; purgatifs, vin de
quina, antispasmodiques. A la suite de ce
traitement il se trouva mieux, mais conser-
vant toujours ses accès d'asthme et des douleurs névralgiques. En 1876, il se jeta géné-
reusement à l'eau pour sauver un malheureux
qui se noyait; de ce moment, ses crises nerveuses se sont reproduites, mais moins ac-
centuées. Le bromure de potassium semble
l'avoir guéri, mais l'asthme a grandi avec les
suffocations. C'est pour lutter contre l'affection des plexus cardiaques et pulmonaires

que M. N. s'est rendu aux eaux thermales de Royat.

Une première saison de vingt jours en 1876 a donné des résultats satisfaisants. L'hiver a été très-supportable, les suffocations avaient presque disparu. M. N. n'a pu venir en 1877 et a passé un très-mauvais hiver; les accidents ont été assez sérieux. En 1878, nouvelle saison de vingt-cinq jours. Nouvelle amélioration dans l'état de M. B., qui nous quitte en nous promettant de revenir la saison prochaine.

Notre client a tenu parole, et il a retiré de son traitement la disparition presque complète de ses suffocations.

Les *eaux de Royat* agissent d'une façon puissante sur toutes les affections atoniques. Les anémies de toute nature, la chlorose et les débilitations des divers organes trouvent là, avons-nous dit, des éléments excitants et reconstituants de premier ordre. Mais ce qui constitue leur véritable vertu, leur spécialité, ce qui les distingue de presque toutes les eaux minérales européennes et même des autres eaux d'Auvergne, c'est l'action souveraine qu'elles exercent sur toutes les maladies qui dérivent de l'arthritisme, action qu'elles doivent surtout aux propriétés de la lithine, singulièrement multipliées par celles des autres

combinaisons minérales qu'elles contiennent
dans leur composition.

L'*arthritisme* est un état constitutionnel,
une diathèse, dont Bazin a magistralement
révélé les infinies variétés. Cet état se traduit
par une tendance spéciale de l'économie à produire des quantités considérables d'acide urique et de sels de cet acide, dont la présence
dans les tissus détermine des manifestations
diverses, graves, presque toujours doulou-
reuses, et qui résistent le plus souvent avec
une remarquable ténacité aux traitements auxquels on les soumet. Parmi elles, pour ne citer que les plus importantes, se trouvent la
goutte, la gravelle, les diverses formes du rhumatisme, autant celles qui se manifestent sur
les membres ou les articulations que celles
qui envahissent les viscères (estomac, pou-
mon, intestin, foie, rein, vessie, etc.), enfin la
classe si nombreuse des affections génériques
de la peau qui, précisément à cause de leur
origine, ont été appelées arthritides (eczéma,
pityriasis, psoriasis, hydroa vacciniforme, sy-
cosis, etc., etc.).

Les phlegmasies arthritiques des séreuses
sont loin d'être rares, mais alors elles ont une
gravité tout exceptionnelle; aussi les eaux
thermales sont-elles contre-indiquées toutes
les fois que la goutte ou le rhumatisme se
compliquent de maladies organiques du cœur,

car les palpitations, les défaillances, les syncopes, les intermittences et les suppressions momentanées du pouls ne peuvent qu'être aggravées par les bains, les douches, les séances d'inhalations, en un mot par le traitement suivi pendant la cure thermale.

La *goutte*, qui aujourd'hui amène à Royat un si grand nombre de baigneurs, la goutte est une maladie constitutionnelle, très-souvent héréditaire, quelquefois acquise, caractérisée par un gonflement douloureux des petites articulations, principalement celles des pieds et des mains, et par des manifestations symptomatiques très-diverses.

L'antiquité a connu la goutte; les médecins grecs et romains en parlent très-longuement. Au siècle dernier, Sydenham et Boërhaave ont publié sur cette affection des ouvrages qui font encore autorité de nos jours; et en ces derniers temps les médecins les plus autorisés ont cherché, par leurs écrits et leurs leçons orales, à jeter un jour nouveau sur la pathogénie si controversée de l'affection goutteuse.

Nous devons aussi aux médecins anglais, Todd, Scudamore et particulièrement Garrod, de savants écrits et de nombreux travaux sur la goutte et le rhumatisme goutteux. Faisons à ce propos remarquer que la goutte est moins fréquente en France que dans la Grande-Bretagne et les pays du Nord. Cependant on observe aujourd'hui qu elle tend partout à diminuer, à tel point, dit Charcot dans ses savantes leçons cliniques, qu'on ne la rencontre plus guère à Rome et à Constantinople, où elle était pourtant si fréquente au temps des Césars romains.

Cette circonstance n'a d'ailleurs rien qui étonne, si l'on songe aux excès de sensualité et de luxe vraiment asiatique des civilisations grecque et romaine, qui faisaient dire à un auteur latin : « Podagra Bacchi Venerisque filia. » L'histoire nous a fait même assister au spectacle instructif de l'extension simultanée et parallèle de la maladie et de la démoralisation : car, tandis qu'au temps d'Hippocrate les femmes étaient à l'abri des atteintes de l'arthritis, les Romaines avaient perdu cette précieuse immunité. L'affaiblissement de la goutte résulterait donc, nous aimons à le croire, d'un progrès moral de nos mœurs et d'une meilleure hygiène.

Il est certain que sous ce rapport nos habitudes ont bien changé : les soupers de Lucullus ont disparu depuis des siècles; nous n'avons plus l'héroïque appétit des preux du moyen âge, et il n'est plus de mode aujourd'hui de se réunir, comme aux festins de burgraves, « autour d'un bœuf entier, servi sur un plat d'or ».

Le vice constitutionnel de la goutte, sur

lequel la fantaisie a bâti tant d'hypothèses, serait dû, comme nous le verrons, à un excès d'acide urique dans le sang. Cruveilhier, Andral, Rayer, les premiers, admirent cette idée. Ce ne fut cependant qu'en 1848 que Garrod démontra la présence de l'acide urique dans le sang, et qu'il fut dès lors généralement admis qu'une relation intime existait entre l'altération du sang par cet acide et les altérations anatomiques qu'on rencontre chez les goutteux.

En général, l'accès de goutte est annoncé par quelques dérangements d'estomac ou des intestins, un engourdissement particulier, des mouvements spasmodiques dans différentes parties du corps. Ces symptômes précurseurs de l'attaque persistent pendant plusieurs semaines, et cessent quelquefois subitement la veille du jour où celle-ci se déclare. Tantôt l'invasion a lieu à la suite d'une fatigue, d'un mouvement violent ou d'une brusque émotion; tantôt le malade est réveillé dans son sommeil. Dans les premiers temps, l'attaque est bornée à des douleurs articulaires faibles, à des accès de goutte imparfaits. Mais lorsque la maladie est plus avancée, une douleur déchirante se fait sentir au gros orteil ou sur d'autres parties du pied, et s'accompagne d'un frisson suivi d'une fièvre légère. Supportable d'abord, elle augmente par degrés en même temps que la fièvre. Elle est caractérisée par une violente sensation de déchirement et de brûlure ou de froid excessif. La moindre pression est intolérable.

Cet accès dure environ vingt-quatre heures et se termine quelquefois brusquement par la cessation de la douleur, l'apparition d'une sueur salutaire et le retour du sommeil. Puis il reste un gonflement avec rougeur et chaleur de la partie affectée.

D'après une statistique de Scudamore, le gros orteil serait pris le premier trois fois sur quatre, et une fois sur quatre avec d'autres jointures. Mais, après ce premier accès et jusqu'à ce que l'attaque de goutte soit terminée, tous les soirs la maladie présente un paroxysme qui consiste dans une augmentation de la douleur et de la fièvre. Parfois cependant la goutte atteint d'emblée les deux pieds, ou passe de l'un à l'autre, et s'étend aux articulations de la main et même aux grandes jointures des membres; très-rarement c'est par celles-ci qu'elle débute. Dans tous les cas l'arthrite goutteuse ne dépasse guère les limites d'une simple fluxion, avec douleur intense et comme névralgique, accompagnée de rémissions et d'exacerbations successives. Pendant la durée de l'attaque, le malade a peu d'appétit. L'urine, rare dans les paroxysmes fébriles, laisse déposer un sédiment amorphe et contient, à peu près constamment, une grande quantité d'acide urique cristallisé, très-souvent de l'albumine et quelquefois du sang. Le gonflement de l'articulation diminue rapidement et se termine souvent par une transsudation locale et la desquamation de l'épiderme.

La santé se rétablit généralement après l'attaque. Les accès de goutte aiguë sont d'abord assez courts et ne dépassent pas une quinzaine de jours, à moins que la maladie ne se généralise en occupant un grand nombre d'articulations. Mais les récidives, séparées dans les premiers temps par de longs intervalles, quelquefois même par des années, se rapprochent bientôt de plus en plus, reviennent une fois, deux fois dans l'année, au printemps ou à l'automne, et, dans ces cas, la durée en est plus longue, et la crise peut dégénérer en un état morbide habituel.

La *diathèse goutteuse* est bien établie; la goutte est chronique lorsqu'il existe des douleurs musculaires et arthritiques généralisées, lorsque existe cette forme particulière de rhumatisme articulaire désignée sous le nom de rhumatisme goutteux, qu'on a cru pouvoir distinguer à sa marche chronique, à sa fixité plus grande, à ce qu'il paraît encore se localiser spécialement sur les petites articulations; enfin à ce que la douleur y est plus circonscrite et se fait sentir comme dans un point unique.

Les désordres gastriques sont plus marqués et plus tenaces : l'appétit est presque nul, les digestions laborieuses; l'urine, abondante et claire, contient encore assez fréquemment des cristaux d'acide urique et beaucoup plus rarement de l'oxalate de chaux cristallisé.

La goutte chronique se prolonge ainsi durant des mois, durant l'année entière, avec rémissions pendant les fortes chaleurs de l'été, et, pendant tout ce temps, elle se promène douloureusement sur la plupart des articulations, qui peuvent faire entendre une sorte de crépitation; car plus tard, lorsque la maladie est invétérée, on voit survenir des engorgements articulaires, une tuméfaction œdémateuse, des gonflements ligamenteux, des concrétions articulaires que l'on désigne sous le nom de tophus.

Ces derniers phénomènes tiennent essentiellement à la production d'une matière spéciale inséparable de l'accès de goutte et qui peut produire la contraction des muscles et des tendons affectés, la déformation des doigts, l'ankylose des articulations par suite de l'épanchement incessant de la substance tophacée dans la cavité de la jointure et à la surface du cartilage.

On a même vu les tophus, accumulés autour des articulations, devenir l'origine d'inflammation locale avec suppuration, amincissement, ulcération de la peau et issue de matière tophacée et purulente.

Chez quelques malades, la goutte reste bornée à ces productions anormales, à ces concrétions tophacées, à ces déformations articulaires; seulement les douleurs dont ces articulations sont le siége s'exaspèrent à chaque changement de temps, ou avec les retours des paroxysmes périodiques.

Il n'est pas rare de voir la fluxion douloureuse des jointures disparaître et être remplacée par une des affections symptomatiques de la goutte. Mais, dans d'autres cas, celles-ci se montrent dans l'intervalle et indépendamment des attaques de goutte régulière. Alors de redoutables douleurs ou des accidents graves peuvent se produire; mais on n'a pas dit assez que, dans l'immense majorité des cas, ces accidents sont dus aux efforts tentés pour agir contre les fluxions articulaires, ou bien à des causes qui les ont brusquement arrêtées.

Dans le rhumatisme, l'utilité d'une médication reconstituante est souvent non moins impérieuse, et nos succès dans certaine variété du rhumatisme en font foi. C'est un point de contact, pourrait-on dire, entre la goutte et le rhumatisme. Ce n'est pas le seul, malgré les différences qui distinguent ces deux maladies.

Mais la première condition de succès dans l'emploi de nos eaux est que l'affection soit bien réellement arrivée à l'état chronique, c'est-à-dire qu'il n'y ait plus ou presque plus de douleur et surtout de fièvre, que tous les symptômes qui indiquent une période un peu aiguë aient été suffisamment combattus, qu'ils aient même déjà cessé d'exister depuis un certain temps, et qu'il n'y ait pas non plus ailleurs, du moins dans aucun organe essentiel à la vie, de complication inflammatoire.

L'efficacité des eaux de Royat dans les manifestations arthritiques que nous venons de passer en revue n'est aujourd'hui mise en doute par personne. Que la goutte soit franche ou molle, que le rhumatisme soit musculaire, articulaire ou viscéral, les eaux sont sédatives, et leur minéralisation appliquée avec méthode devient un agent curatif. Depuis que les goutteux s'acheminent vers Royat, nous n'avons eu que des succès à constater; aussi croyons-nous devoir citer quelques faits observés pour permettre au lecteur de juger la question.

M. V., cinquante-cinq ans, maître d'hôtel à Paris, est affecté de goutte articulaire subaiguë et chronique avec tophus anciens, déjà à peu près dissous à la suite d'un traitement lithiné. La goutte a été précédée de rhumatismes articulaires et de nombreuses rechutes qui ont hypertrophié les extrémités osseuses

de certaines articulations. Les *tophus* ont à
peu près disparu, mais les nodosités osseuses
et cartilagineuses sont en partie restées. Les
articulations sont encore incrustées d'urate de
soude, malgré la résolution abondante produite par des accès artificiels, c'est-à-dire les
préparations lithinées et iodurées données
dans ce but. « Je ne m'étonnerais pas, m'écrivait le médecin de M. V., s'il survenait un
accès de goutte dès les premiers jours du traitement de Royat, et, dans ce cas, j'ai la certitude que le salicylate de soude donné concurremment avec la teinture de colchique
produira les meilleurs effets; mais, quoi qu'il
en soit, je tiendrais beaucoup à ce que le malade interrompît son traitement thermal le
moins de temps possible. » M. V. est grand,
bien développé, mais d'un tempérament lymphatique. Dès le premier jour, je lui pres-
crivis les bains de la source Eugénie (30 minutes). Pendant toute la durée du bain,
douche locale très-légère sur les petites articulations; comme boisson, eau de Saint-Mart.
Eau de César aux repas. Dès le huitième
jour, je portai à une heure la durée du bain,
que je fis suivre d'un massage méthodique
dans la chambre de l'hôtel. Le soir à quatre
heures, nouveau bain d'une demi-heure, etc.
Sous l'influence de ce traitement, M. V. éprouva
une amélioration des plus narquées. Les ar-

ticulations devinrent souples, l'appétit parfait; le malade faisait tous les jours une longue
promenade à pied, et il nous quitta après trois
semaines sans avoir éprouvé le moindre acci-
dent et sans qu'il soit survenu la moindre
complication. M. V. est revenu depuis faire
encore une saison; sa santé est toujours excellente.

M. W., de Londres, fils de goutteux, tempérament lymphatique, cinquante ans, avait
joui d'une santé parfaite jusqu'à l'âge de
quarante-cinq ans. A cette époque, il éprouva
quelques attaques de goutte à intervalles
assez rapprochés, et malgré les traitements
les plus rationnels, la maladie s'accentua de
plus en plus, se compliquant de symptômes
dyspeptiques, d'anémie extrême et d'hémor-
rhagies. Les eaux de Royat sont conseillées. —
État du malade à son arrivée : faiblesse générale, décoloration complète des tissus, mais
sans amaigrissement; légère déformation aux
articulations des deux pieds, insomnies. Je
prescris le massage quotidien dès le début,
l'eau de Royat par demi-verres, en augmentant de manière à amener le malade à en
prendre huit demi-verres par jour. Au bout de
quelques jours, signes positifs du retour à la
santé; l'appétit, la gaieté et les forces s'accen-
tuent. Les tissus ont une meilleure coloration.
Nous prescrivons alors un bain à eau cou-

rante d'une demi-heure, quotidien, et la con-
tinuation de l'eau en boisson et du massage.
Au bout de quinze jours, l'appétit était naturel, le sommeil revenu ; les bains sont pris
de trois quarts d'heure, et ce traitement est
continué consciencieusement pendant trente
jours consécutifs et sans qu'il soit nécessaire
d'interrompre. Les résultats du traitement
furent on ne peut plus satisfaisants : l'anémie
disparut tout à fait, l'estomac se rétablit, et
dès cette première saison les accès arthritiques
diminuèrent de fréquence et d'intensité.

M. W. a pu reprendre ses travaux. Après
une deuxième saison, la santé s'est conso-
lidée, et aujourd'hui, après trois saisons et
depuis dix-huit mois, M. W. n'a pas eu un
seul accès de goutte, bien que les tophus aient
persisté.

Voilà une guérison que l'on peut qualifier
de parfaite et qui ne peut s'expliquer que par
une action spéciale des eaux de Royat dans
l'arthritisme. Chez ce malade, j'ai usé beaucoup du massage, mais cela surtout à cause
de l'engorgement articulaire et de la faiblesse
des muscles du voisinage; or le massage, un
des remèdes les plus anciennement connus,
est un de ceux qui devraient être le plus employés dans le traitement de certaines formes
de la goutte.

Je n'ai, pour ma part, qu'à me louer de ce

moyen thérapeutique chez les goutteux. Dans les engorgements chroniques des articulations, alors que le jeu des muscles ne revient que difficilement, on peut sans crainte l'employer concurremment avec des douches chaudes. Or comment agit-il? Tous les médecins savent qu'un massage méthodique suffit souvent pour empêcher le développement d'une inflammation articulaire, dans les entorses, par exemple; mais dans les engorgements articulaires qui accompagnent les accès de goutte, le sang a une grande tendance à stationner dans les vaisseaux sanguins déjà distendus par l'inflammation; il est donc de première nécessité de le faire circuler, d'autant plus que sa présence excite les filets nerveux du voisinage, et rien n'est plus apte à ramener cette circulation normale que les pratiques du massage; du reste, je puis dire que cet utile moyen a déjà rendu de grands services à beaucoup de nos malades sans jamais nuire à aucun.

La thérapeutique thermale n'est pas la même non plus à toutes les époques et dans toutes les formes de la goutte et du rhumatisme.

Dans la goutte aiguë on ne doit commencer l'application des eaux ni pendant une attaque ni lorsqu'elle est imminente, et, quelque temps après l'accès, le traitement n'est plus dangereux.

Les douleurs, les concrétions et les roideurs articulaires cèdent généralement très-bien à l'emploi externe et interne des eaux de Royat, surtout quand il n'y a point altération des tissus fibreux et des cartilages, ou quand les tophus ne sont pas trop anciens.

Mais lorsque les surfaces articulaires ont été fortement altérées, qu'elles ont contracté de fortes adhérences, que les tendons des muscles qui les font mouvoir sont rétractés, nodosés, et que les doigts, par suite, sont renversés et leurs diverses articulations, comme on l'observe quelquefois chez les anciens goutteux, ployées en sens opposés; lorsque, dis-je, la goutte a amené de semblables désordres, les malades pourront peut-être gagner quelque chose, un peu plus de mobilité, par exemple, dans les articulations; mais, en général, ils ne doivent pas espérer d'obtenir jamais, sous ce rapport, une très-grande amélioration. Tout ce qu'on peut leur promettre, dans ce cas, c'est qu'en suivant le traitement avec exactitude et persévérance, ils arriveront à ne plus avoir d'attaques.

Quant aux concrétions, j'en ai vu qui ont très-sensiblement diminué de volume, et d'autres qui ont totalement disparu. Mais il faut dire qu'en général ces concrétions diminuent très-lentement et sont fort difficiles à faire disparaître complétement, à moins que, pendant une attaque de goutte, ou par suite d'une inflammation tout à fait locale, dont elles deviennent quelquefois le siége, il ne se forme une ou plusieurs ouvertures par lesquelles sort la matière tophacée qu'elles renferment; et encore, dans ce dernier cas, lorsqu'on ne fait rien pour aider la sortie de cette matière, met-elle beaucoup de temps à s'opérer, à cause de la disposition par cellules du tissu dans lequel elle est ordinairement déposée. Dans tous les cas, ce qu'il y a de certain, c'est qu'aussitôt que les malades sont soumis au traitement et qu'ils l'observent rigoureusement, on ne voit plus paraître de nouvelles tumeurs.

Dans ce cas, ce n'est pas seulement par une action dissolvante qu'agissent les eaux lithinées de Royat, mais en faisant cesser des congestions qui entretiennent les dépôts. Ceux-ci sont alors résorbés et éliminés comme corps étrangers.

C'est surtout quand la goutte présente des indications plus pressantes que celles de la diathèse, comme il arrive dans la goutte asthénique ou chronique, où la faiblesse est le caractère principal, que le traitement par les eaux ferrugineuses de Royat est indiqué, car la médication franchement alcaline, comme celle de Vichy ou de Carlsbad, serait, on le conçoit, dangereuse ou inefficace.

Mais quelle que soit la cause pathogénique de la goutte, la variété de ses formes et l'irrégularité de sa marche mettent souvent en défaut la sûreté du diagnostic.

Cependant, le médecin arrive très-bien à différencier parmi les affections regardées comme symptomatiques, celles qui appartiennent réellement à la diathèse goutteuse de celles qui sont rhumatismales. Il faut même reconnaître que si la goutte imprime à la constitution un caractère spécial, il ne s'ensuit pas que toutes les affections dont peuvent être atteints les goutteux soient sous la dépendance de la maladie constitutionnelle. Aussi doit-on s'attacher, par l'étude attentive des faits, à bien distinguer quelles sont véritablement les maladies tributaires de la goutte.

Nous avons traité avec succès, à Royat, pour des affections en apparence indépendantes du principe arthritique, des malades chez lesquels rien ne faisait soupçonner la présence de ce principe. Plus tard, rapprochant mieux les faits, il nous fut facile de retrouver la marche de la diathèse acquise ou héréditaire et de ses diverses manifestations. Au reste, nous ne saurions mieux faire que de renvoyer le lecteur aux observations très-détaillées publiées par nos confrères et par nous-même, desquelles on peut conclure que Royat est la pierre de touche de l'arthritisme.

Cette affirmation aurait pu être taxée de singularité, il y a quelques années; mais on l'ac-
cepte mieux aujourd'hui que certains principes médicamenteux employés pour guérir la
goutte ont été découverts en quantités relativement considérables dans les eaux de notre
station.

Comme la goutte est une maladie diathé-
sique, c'est sur l'ensemble de l'économie qu'il
faut agir plutôt que sur les manifestations
morbides. Si on arrive à changer, par le régime, par l'hygiène, les dispositions de l'organisme, on arrivera également à se rendre
maître des symptômes et du mal lui-même;
on combattra avec succès, sans péril, les désordres souvent très-graves qui peuvent survenir.

On serait cependant gravement dans l'erreur, je me hâte de le dire, si l'on jugeait toujours de l'intensité de la goutte et des diffi-
cultés qu'elle opposera à sa guérison par la
violence des douleurs qu'elle cause et par les
altérations qu'elle laisse à sa suite; le développement de ces phénomènes pathologiques dépend très-souvent, ou de l'ancienneté du mal,
ou de la sensibilité particulière du sujet, ou
des moyens vicieux que l'on a mis en usage
pour le soulager; aussi le médecin attentif qui
applique ensuite un traitement rationnel est-
il agréablement surpris en voyant disparaître,

8.

avec la plus grande facilité, des accidents qui lui semblaient tout à fait au-dessus des ressources de l'art.

Cependant, parmi les affections arthritiques, les principales doivent être rapportées aux névroses : ce sont les névralgies, et notamment la sciatique et l'asthme, qui affectent spécialement les vieux goutteux; les viscéralgies si nombreuses, parmi lesquelles il faut citer surtout celles qui sont fixées sur les voies digestives, dyspepsies, gastralgies, entéralgies, et celles qui ont pour siége les voies urinaires, néphrite, ischurie, gravelle; les paralysies locales, l'aphonie, les laryngites et les bronchites toujours si franchement influencées par les diathèses ; la paralysie incomplète avec convulsions choréiformes; les hémiplégies nerveuses et plus fréquemment, plus essentiellement surtout, les affections cutanées.

Les lésions des reins ont été étudiées par tous les médecins, depuis Arétée jusqu'à Sydenham. Hoffmann et Van Swieten avaient déjà signalé la coexistence des accidents dont les voies urinaires sont le siége avec ceux de la goutte. Plus tard, Chomel et Civiale étudièrent plus spécialement les accidents produits par la lithiase rénale, et enfin, grâce aux travaux modernes entrepris par Todd, Johnson, Cecley, Garrod, en Angleterre, et en France par Rayer, Castelnau, Charcot, Cornil, etc., on est arrivé à connaître parfaitement la nature des lésions rénales dans la goutte.

Les affections urinaires sont donc fréquentes chez les goutteux et deviennent presque la règle à une certaine époque de la maladie, tandis qu'elles sont rares dans les diverses formes de rhumatisme articulaire chronique. L'irritable *bladder* des Anglais, ou vessie irritable, n'est autre chose que la goutte vésicale. Érasme écrivait à son ami : « J'ai la néphrite, et tu as la goutte : nous avons épousé les deux sœurs. » Il y a un proverbe qui dit : « La goutte produit la pierre. » En effet, la gravelle et la pierre se rencontrent souvent chez les goutteux; cependant elles ne leur appartiennent pas d'une manière exclusive. Mais la plupart des goutteux que nous observons ici nous parlent de leur gravelle comme chose naturelle, et l'eau de César à l'intérieur seconde admirablement le traitement.

Il n'est pas d'affections goutteuses plus constantes que ces *maladies de la peau* occupant la face ou d'autres parties du corps, qui résiste toujours aux médications purement locales ou au vieux traitement par l'arsenic à l'intérieur et le soufre à l'extérieur.

Les éruptions anormales succèdent souvent, en effet, à la goutte articulaire, et montrent le lien intime qui existe entre la goutte et le vice dartreux.

Les *arthritides* sont ces variétés de dermatoses classées par l'éminent professeur de Saint-Louis entre les scrofulides, les syphilides et les herpétides.

Chaque année on observe à Royat un grand nombre d'affections cutanées, couperose, acné, pityriasis, psoriasis, eczéma sec surtout, qui, toutes, sont rapidement modifiées quand elles sont sous la dépendance du principe rhumatismal. *L'eczéma* est certainement l'affection la plus fréquente, comme aussi la plus tenace. Cependant c'est une des dermatoses qui semblent le mieux attester l'action curative de Royat.

Mme L... de B... (Doubs), soixante ans, de constitution forte et stable, d'un tempérament lymphatique franc, à réactions lentes, légèrement obèse et goutteuse, est atteinte depuis quelques années de poussées eczémateuses autour des oreilles, avec épaississement notable de la peau, intertrigo avec suintement là où la peau est en contact avec elle-même dans cette région, et aussi aux plis inguinaux.

L'ezcéma, qui paraît avoir déjà donné d'assez importantes manifestations de vingt à vingt-cinq ans, avait disparu pendant toute la première période du mariage; mais sur les confins de la région occupée par lui du côté

du cuir chevelu était restée une desquamation pityriasique permanente qui a fini par
causer un grave dommage à l'existence d'une
superbe chevelure.

L'usage des eaux minérales, prescrit depuis
six ans contre cette maladie, n'avait obtenu de
résultats satisfaisants ni à Uriage, ni à Saint-
Gervais, ni à Aix. En 1877, Mme L. fut conduite à Royat par son mari, le Dr L., et y
obtint dans une cure de trois semaines, conduite d'une.manière très-modérée, une amélioration telle qu'elle a jugé bon d'y revenir.
Elle a pu, m'écrivait son mari, le Dr L., assurer une guérison qui laissait peu à désirer,
malgré les nouvelles secousses que la santé de
Mme L. avait éprouvées dans le cours de l'année, par suite des vicissitudes morales qui
atteignent trop souvent la vieillesse des parents dans la personne de leurs petits-enfants.

M. de P., trente-quatre ans, forte constitution, tempérament lymphatico-sanguin, fils et
frère de goutteux, a ressenti depuis l'âge de
trente ans des douleurs erratiques en différents points du corps, notamment dans les
genoux. État actuel : couperose, grosses pustules d'acné, et, depuis un an, pustules d'ec-
thyma sur le dos du pied, au bras gauche, à
la nuque et au front. Si les pustules du pied
rendent la marche difficile et empêchent de
porter la chaussure, celles du front, rougeâ-

tres, violacées, séro-sanguinolentes, ont un
inconvénient bien plus grave, car elles attirent
tous les regards; le contact du chapeau les
irrite, elles suppurent et produisent une dé-
mangeaieon insupportable. M. de P. ne peut
manger à la table d'hôte. Comme il est jeune,
vigoureux, bien décidé à subir un traitement
actif, je ne crains pas, dès le premier jour, de
le soumettre à un traitement hydro-minéral
complet. Je prescris un bain à eau morte le
matin, un bain à eau courante le soir, l'eau
des sources Eugénie et Saint-Mart en boisson,
et plusieurs fois par jour une application d'eau
minérale.

Sous l'influence de ce traitement suivi dix
jours consécutifs avec exactitude, une amélioration étonnante se produisit. Les pustules
s'exfolièrent et marchèrent à grands pas vers
la cicatrisation, et quand M. de P. nous quitta,
après vingt-huit jours, l'éruption avait complétement disparu au front, à la nuque et au
bras; la peau présentait même peu de traces
de cicatrisation.

Je dois faire remarquer que M. de P. avait
pu manger à la table d'hôte après son dixième
bain. Mon client fit une seconde saison l'année
suivante. J'ai eu occasion de le revoir depuis :
la guérison s'est maintenue.

Nous pourrions à l'infini citer des exemples
de guérison aussi remarquables, mais le cadre

de notre sujet ne nous le permet pas. Une question se présente à nous maintenant.

Faut-il attribuer tout le mérite de nos eaux à la lithine, comme l'ont fait certains médecins? Je ne le pense pas. L'action curative de la lithine a été, il est vrai, dans ces dernières années, l'objet de recherches nombreuses; on a reconnu à cette substance des vertus qui commandent un examen attentif. Mais quand les substances fournies par la nature sont ainsi en voie d'élaboration, on incline à leur attribuer la plus grande part dans le mode d'action des produits dans la composition desquels elles interviennent, et c'est ainsi qu'on a rapporté à la lithine à peu près exclusivement les qualités thérapeutiques des eaux de Royat, oubliant peut-être trop volontiers les autres constituantes.

Sans m'arrêter à la discussion de données encore incertaines, je préfère signaler les résultats avantageux obtenus dans le traitement des maladies, à quelques éléments qu'en revienne l'honneur; car, ainsi que l'a dit avec raison M. Jules Lefort à l'Académie de médecine, dans son Rapport général des eaux minérales de 1874, « s'il est vrai que l'iode, l'arsenic, même la lithine, peuvent communiquer aux sources qui les contiennent en quantité un peu considérable des qualités spéciales, il ne faudrait cependant pas en tirer

la conclusion que les autres substances minérales restent indifférentes à l'action du médicament : aussi est-ce avec juste raison que l'on
a posé en principe que les eaux minérales
agissent plus par l'ensemble de leurs matières
minérales que par la présence d'un seul com-
posé privilégié au point de vue de ses propriétés actives, et c'est précisément ce qui en
fait des médicaments inimitables ».

L'anémie qui succède aux fièvres éruptives
graves : rougeole, scarlatine, variole ; celle qui
accompagne les traumatismes et les grandes
opérations chirurgicales, est heureusement
combattue à Royat.

Dans les dyspepsies, le traitement est sou-
verain. M. N. est affecté, depuis environ six
ans, de douleurs à l'estomac dont il n'a pu se
débarrasser malgré les traitements les plus
rationnels. Il éprouve pendant la digestion des
douleurs continuelles, avec éructations, sensation de brûlure au creux de l'estomac, en-
vies de dormir, rougeurs au visage, ballon-
nement du ventre, etc. Chez lui j'ai com-
mencé le traitement par deux verres, matin et
soir, de l'eau de Saint-Mart, un bain à eau
courante tous les matins. L'appétit en quelques jours a été augmenté, les digestions sont
devenues meilleures ; mais ce n'est que vers
le quinzième bain que M. N. a vu disparaître
presque complétement sa douleur d'estomac.

Dès ce jour, j'ai eu recours aux douches froides concurremment avec des bains. Après vingt jours de traitement, j'ai fait reposer M. N. pendant huit jours, après lesquels il a encore fait une petite saison de dix jours, qui a presque achevé la guérison. Quand M. N. nous quitta, il avait changé du tout au tout. La santé était revenue, et avec elle les forces et la gaieté. L'année suivante j'ai pu complimenter M. N. sur sa bonne mine; il ne souffre actuellement plus de l'estomac. Il éprouve bien de temps en temps quelques petits malaises, mais il reprend l'eau de César, et tout rentre dans l'ordre.

L'eau de César est la plus digestive, à cause de sa faible minéralisation (2 grammes par litre environ). L'eau d'Eugénie est la plus lourde (5 grammes par litre). L'eau de Saint-Mart contient environ $4^{gr},45$ de sels, mais elle est la plus chargée d'acide carbonique ($3^{gr},50$ par litre, dont $1^{gr},55$ de CO^2 libre).

Je crois bien que c'est surtout l'*acide carbonique* qui agit comme anesthésique sur la muqueuse de l'estomac, tout en stimulant les fonctions digestives; mais il faut aussi tenir compte des alcalins, de la chaux et des autres toniques dont la présence augmente la sécrétion du suc gastrique, ainsi que l'a écrit et démontré Claude Bernard.

La dyspepsie est le plus souvent due à des

écarts de régime, ou à un genre de vie adopté par les hommes d'affaires, d'étude, qui se mettent à travailler immédiatement après le repas, ne prennent pas assez d'exercice et mènent une vie trop sédentaire. Il est évident que le séjour aux eaux pour ces personnes qui changent complétement leurs habitudes, n'ont plus les préoccupations des affaires, vivent au grand air, prennent de l'exercice après leur repas, doit nécessairement déjà produire un excellent effet. Aussi les eaux minérales les moins spéciales dans le traitement de la dyspepsie peuvent réussir très-bien à dissiper les phénomènes morbides.

Mais lorsque la dyspepsie est liée à une diathèse, à l'arthritis surtout, rien ne calme le malaise dyspeptique comme l'ingestion d'un verre d'eau de Saint-Mart ou de César à la source. La chaux et le fer que nos eaux renferment en proportions si heureuses doivent aussi concourir, avec l'acide carbonique, à modifier l'état de la muqueuse malade. Si nous y joignons le chlorure de sodium et quelques traces d'iode, on voit que tout concourt à faire des eaux de Royat un médicament naturel précieux dans les dyspepsies, affections chroniques qui ont besoin d'un excitant modéré pour être modifiées favorablement.

Le traitement de la *chlorose* est généralement institué dans toutes les stations d'eaux ferrugineuses; mais il est peu d'affections contre lesquelles les eaux de Royat aient un effet salutaire plus assuré que celui de cette maladie, qu'on rencontre si fréquemment chez les jeunes filles d'une certaine constitution.

Que cette affection tienne à un certain état des organes de la génération ou à toute autre cause; qu'elle soit liée à un mauvais état des voies digestives ou à d'autres affections qui peuvent la compliquer, toutes questions que le cadre de cette brochure ne me permet pas d'examiuer ici : le fait est que ces eaux, soit par la seule influence sur le sang des chlorotiques du fer qu'elles renferment (Saint-Victor, 0^{gr},05 par litre; — Eugénie, 0^{gr},04), soit par l'excitation imprimée à la vitalité de l'économie entière par l'action combinée de tous les éléments qui les minéralisent, modifient la chlorose de la façon la plus heureuse. On ne s'aperçoit pas toujours immédiatement de leurs bons effets, du moins la pâleur persiste encore quelquefois assez longtemps; cependant bientôt, en général, l'appétit se développe, les digestions se font mieux, et les malades ne tardent pas à s'apercevoir qu'elles sont plus fortes et qu'elles peuvent marcher plus longtemps et plus vite. Elles reprennent aussi plus de gaieté, et si la pâleur du visage persiste encore lorsqu'elles quittent Royat, après un mois ou trois semaines de séjour, l'amélioration de leur état n'en est pas moins déjà très-sensible par la diminution ou la cessation de tous les autres symptômes.

Mlle P., vingt ans, bien constituée, est adressée à Royat pour une chlorose avec anémie consécutive qui persiste depuis trois ans. Le teint est d'un jaune cireux, les conjonctives sont pâles, les lèvres complétement décolorées. Depuis six mois, les symptômes maladifs se sont accentués : bourdonnements d'oreilles, maux de tête, battements de cœur, aménorrhée. L'appétit est nul ou dépravé, la faiblesse est extrême; de plus, la jeune malade a une petite toux sèche qui préoccupe beaucoup ses parents. Cependant je ne trouvai heureusement rien de grave du côté des poumons; dans les gros vaisseaux du col, bruit de souffle extrêmemeñt étendu.

Redoutant un peu, à cause de la toux, notre merveilleux bain frais de César, je dus avoir recours, au début, aux bains de la grande source; mais comme la toux disparut après quelques jours, il me fut possible de faire suivre à Mlle P. un traitement antichlorotique complet : bains de César de douze minutes, douches générales froides et frictions sèches, eau de Saint-Victor en boisson, promenade, gymnase, etc. Ce traitement quotidien, continué pendant trente jours avec de légères modifications, m'a permis d'enregistrer à l'actif de Royat une des plus belles cures de la saison de 1877. Les règles reparurent abondamment le trentième jour, et sans occasionner de douleurs. Depuis longtemps l'appétit était revenu avec les forces et une meilleure coloration des chairs. Enfin Mlle P. quitta Royat ne présentant plus qu'un léger bruit de souffle dans les carotides, et nous avons appris depuis, par son médecin, que cette jeune personne, qui avait continué l'eau de Saint-Victor et l'hydrothérapie, était complétement guérie de sa chlorose.

Tous les ans, nous voyons ainsi arriver à Royat des jeunes filles au teint pâle, à la face bouffie, à la peau terreuse et inanimée; les désordres des organes internes sont encore plus marqués : peu ou point d'appétit, ou désir de substances impropres à la nutrition; nausées, vomissements, constipation, douleurs épisgastriques; pouls petit, fréquent; palpitations simulant une affection du cœur; les bruits de souffle ou de diable qu'on entend dans les carotides viennent compléter ce tableau. Après quelques jours de traitement, le teint s'anime et se colore; les lèvres reviennent à leurs couleurs vermeilles; l'œil reprend sa limpidité et son animation, pendant que les fonctions de l'assimilation s'accomplissent avec une activité et une régularité nouvelles. Les menstrues apparaissent, ou si elles n'ont point été interrompues, le sang, de pâle et liquide, est devenu fibrineux et vermeil.

A cet âge de la vie, les changements s'accomplissent avec tant de promptitude, que souvent, à la fin d'une saison, on a peine à reconnaître dans cette jeune personne brillante de santé cette même jeune fille qu'on avait vue arriver si triste et si maladive.

On sait que le fer est un des éléments constitutifs de l'hématine, c'est-à-dire de la partie colorante des globules du sang. Or, d'un côté, les observations de Becquerel et Rodier établissent que, dans la chlorose, les globules sanguins diminuent soit d'une manière absolue, soit dans leur proportion avec les autres principes qui entrent dans la composition du sang; d'un autre côté, il résulte des recherches d'Andral et Gavarret, que le nombre des globules augmente par l'emploi du fer.

Il est donc permis de conclure de ces deux faits que le rétablissement des fonctions du sang et de la nutrition qui s'observe après un traitement ferrugineux, a lieu parce que la quantité des globules sanguins se trouve ramenée à la proportion normale.

Les nombreuses expériences faites par les médecins des eaux de Royat, et les observations que j'ai poursuivies moi-même pendant plusieurs années, démontrent que le fer mani-

feste ses effets salutaires alors même que le
traitement se borne au seul emploi du bain.
Il est donc bien constaté que l'absorption
cutanée, à elle seule, introduit dans l'organisme une quantité de fer suffisante, et très-
certainement le changement de climat, le
grand air, la vie active, les longues promenades, les distractions ont une part à réclamer dans nos succès; mais la tonicité des
eaux, l'absorption de ces principes miné-
raux qui manquaient à la constitution du
sang, l'excitation des douches qui, frappant
sur les organes, ont réveillé la vitalité endor-
mie ou pervertie, peuvent réclamer la plus
large part dans toutes ces guérisons.

Plus rarement que le rhumatisme, la goutte
complique les *affections utérines*. La goutte,
d'ailleurs, est rare chez la femme; mais lorsqu'elle accompagne la métrite, elle devient
une source d'autant plus positive d'indications, qu'elle se manifeste par quelques-unes
des lésions hépatiques ou rénales, lithiase
biliaire ou urique pour lesquelles les maladies utérines constituent déjà une prédispo-
sition en dehors même de l'existence de la
goutte.

Les eaux lithinées ferrugineuses de Royat
produisent alors les meilleurs effets et agissent
d'une manière d'autant plus efficace qu'elles

peuvent combattre l'état local et l'état général. Mme du B... est atteinte, depuis six ans au moins, d'une *métrite catarrhale* qui a été sujette à de fréquentes exacerbations. Constitution arthritique avérée. Mme du B... a souffert à diverses reprises de douleurs musculaires et articulaires subaiguës, d'une dyspepsie à forme flatulente avec irrégularité d'appétit, d'un catarrhe pulmonaire assez intense qui a nécessité déjà deux saisons à Cauterets. Prescription : Eau de Saint-Mart en boisson, deux demi-verres le matin, quatre verres le soir; bain du grand établissement à eau courante le matin avec canule vaginale modèle 3. Durée, trois quarts d'heure. Douche d'acide carbonique le soir. Durée, quinze minutes. Dès le quinzième jour, le catarrhe a cessé presque entièrement, et à son départ Mme du B... éprouve un soulagement qu'elle cherchait depuis nombre d'années. Notre cliente est revenue l'année suivante, et nous savons qu'elle jouit maintenant d'une santé parfaite.

Mme B..., trente ans, tempérament lymphatique, bien réglée, pas d'enfants, éprouve depuis environ huit mois des pertes blanches très-abondantes, accompagnées de tiraillements dans les reins et de pesanteur au bas-ventre. Constipation habituelle. Engorgement utérin très-appréciable, col entr'ouvert, mou, mais sans ulcérations. Sous l'influence du traitement thermal (bains et douches vaginales à eau courante 34°, douches générales à 12° en pluie, et à gros jets sur les reins et les pieds), amélioration manifeste dès le douzième jour et guérison presque complète après le trentième bain.

La *leucorrhée* fournit à Royat le contingent le plus élevé. On peut admettre qu'un tiers des femmes, en moyenne, qui viennent chercher auprès de nous leur guérison, est affecté de flueurs blanches ; et la réputation du traitement de Royat, en quelque sorte spécifique contre cette affection, est justifiée d'une manière brillante dans le plus grand nombre des cas, quoique un traitement répété soit généralement nécessaire. Si on veut toutefois que l'emploi de nos bains ait tout le résultat désiré, il est absolument nécessaire que ni l'utérus ni le vagin ne soient le siége d'une inflammation aiguë ni d'une affection organique.

Les eaux ferrugineuses réussissent généralement bien dans toutes les leucorrhées, mais nous avons ici le traitement local, douches et injections, qui seconde merveilleusement le traitement thermal. La leucorrhée a pour conséquence les troubles les plus variés dans l'organisme. La digestion souffre, la menstruation est irrégulière, le système nerveux

9.

réagit par des douleurs et des crampes qui souvent deviennent très-violentes sous forme d'irritation spinale et d'hystérie. Il nous arrive des jeunes filles et des femmes pâles, chlorotiques, anémiques, nerveuses, qui n'ont plus ni ton ni énergie vitale, et dont le moral est singulièrement déprimé.

Mais quel admirable changement de scène après quelques semaines d'un traitement bien réglé! A mesure que guérissent les affections locales, la nutrition s'améliore, et toutes les fonctions de l'organisme commencent à s'exécuter avec régularité : les malades redeviennent fraîches, fortes, riches en sang; les nerfs se fortifient, la menstruation devient' régulière, et toutes les fonctions s'accomplissent facilement. Mme A., vingt-deux ans, tempérament lymphatique, bonne santé jusqu'à il y a six mois. A ce moment, douleurs sourdes dans les reins et le bas-ventre, s'augmentant par la fatigue et la station debout prolongée. Il est survenu de la *leucorrhée;* les règles sont devenues irrégulières, plus fréquentes, plus longues de durée. Sensation de malaise général, amaigrissement.

Bains de Saint-Mart quotidiens avec la lotion vaginale, injections d'acide carbonique, quinze minutes chaque soir, eau de Saint-Mart en boisson. Après trois semaines de ce traitement, Mme B. quitte Royat entièrement

guérie de sa métrite. J'ai appris depuis que
l'influence heureuse de nos eaux avait continué à se faire sentir, et que Mme B. était
tout à fait rétablie.

Je ne sais si le traitement par les bains à
eau courante produirait seul ces heureux résultats. J'aime à croire que combinée aux
moyens thérapeutiques dont nous pouvons
disposer, l'hydrothérapie agit d'une manière
toute spéciale, et qu'il faut lui attribuer une
bonne part dans les résultats obtenus; car,
ainsi que l'a dit Courty, « dans le catarrhe
utérin franchement chronique, l'eau froide
employée sous toutes les formes, et les réactions graduées et énergiques que son application méthodique provoque, produisent des
résultats souvent inespérés et vraiment héroïques. C'est le meilleur révulsif et le meilleur tonique en même temps; aussi on ne
saurait trop varier, multiplier et prolonger
l'emploi des moyens hydrothérapiques contre
cette maladie souvent si rebelle. Au besoin
on fait précéder les douches de bains de vapeur, qui déterminent une révulsion sur une
large surface et qui, en provoquant par des
sudations abondantes le rétablissement des
fonctions de la peau, déplacent en quelque
sorte l'habitude morbide et substituent la
transpiration cutanée au flux leucorrhéique.
Il faut seulement se garder d'affaiblir les ma-

lades par une médication qui serait débilitante, si l'on n'avait le soin de la faire suivre
d'un régime et d'un traitement propres à
tonifier le système et à en relever les forces. »

L'atonie de l'utérus a souvent pour conséquence l'*aménorrhée* et la *dysménorrhée* chez
les femmes à constitution molle, torpide,
dont le sang est séreux, à une époque de la
vie où le flux menstruel devrait s'établir, ou
lorsqu'il devrait encore exister.

C'est en agissant sur la nutrition générale
et surtout sur le sang d'une manière énergique que les eaux et les bains de Royat constituent un remède inappréciable contre cette
forme d'anémie qui est liée à l'inertie du système nerveux et à l'abaissement de la nutrition.

Si l'aménorrhée est due à un retard dans le
développement général de l'organisme et surtout dans celui de l'appareil génital, les bains
de Royat peuvent produire la congestion des
organes contenus dans le bassin au moyen
de la quantité considérable d'excitants qu'ils
renferment : de là l'augmentation de la sécrétion, l'animation et l'excitation de ces organes.
Toutefois, le bain de Royat ne doit être employé que si l'anémie ou la chlorose sont la
cause de ce retard de développement, et on
doit même alors les essayer avec des précautions très-grandes, car ces bains, de même

que les emménagogues pris à l'intérieur, font souvent naître des phénomènes qui remplacent les règles qu'il faut combattre promptement par des moyens appropriés.

Il faut donc éviter d'aller trop loin; car des phénomènes nerveux pourraient en être la conséquence. Ces phénomènes, symptômes d'hystérie, ne doivent pas toujours être une contre-indication, surtout dans les cas où la chloro-anémie les a précédés et a été la cause occasionnelle de leur développement. Quand ils existent concurremment, c'est bien le cas d'employer les affusions froides, de très-courte durée. Chez une demoiselle de vingt-deux ans, hystérique avant la chlorose et la dysménorrhée, j'ai été obligé de suspendre le traitement à plusieurs reprises. Chez une autre, j'ai persisté, malgré les accidents hystériques survenus après la chloro-anémie. D'ailleurs, ces accidents n'étaient pas de nature à entraver le traitement.

Depuis longtemps déjà, nous avons pu observer les bons effets des bains de Royat dans la *stérilité*, et des observations bien faites, récemment surtout, nous apprennent que la plupart des états pathologiques de l'utérus n'excluent pas la fécondité. Si nous exceptons l'absence de l'utérus, son état rudimentaire, son arrêt de développement ou son atrophie, l'oblitération de sa cavité, qui sont des causes

absolues de stérilité, nous verrons que toutes
les autres anomalies de forme et de développement, les changements de situation, les dérangements dans la sécrétion muqueuse et
sanguine, et même les produits étrangers, tels
que la tumeur fibreuse, les divers polypes, le
cancer lui-même, se rencontrent aussi bien
avec la fécondité qu'avec la stérilité.

On est ainsi forcé de chercher les conditions
essentielles de la stérilité dans la plupart des
cas, soit dans les maladies des ovaires ou des
trompes, soit dans les maladies constitutionnelles. Les affections ovariques et tubaires
échappent au médecin, jusqu'à ce que les organes malades aient subi une altération telle
qu'ils ne puissent plus revenir à leur état
normal; par conséquent toute tentative pour
établir sur leur diagnostic les indications thé
rapeutiques serait vaine. On peut, au contraire, soumettre au traitement par les eaux
de Royat les cas de stérilité constitutionnelle
accompagnés d'oligœnime et d'éréthisme nerveux, tandis que dans les cas qui ne se rapportent point à une maladie constitutionnelle,
d'après les apparences, il faut dans la recherche
des indications se guider sur l'état concomi-
tant de l'utérus. Mme de B., mariée depuis
plus de sept ans, n'avait point d'enfant; ses
règles étaient très-abondantes et accompagnées
chaque fois de crises hystériques qui pou-

vaient seules expliquer la stérilité. Je lui pres-
crivis les bains à eau courante et les injections
d'acide carbonique répétées soir et matin pendant un mois. Ce traitement réussit à merveille, et Mme de B. a aujourd'hui une jeune
et nombreuse famille.

Dans les déplacements utérins, on comprendra facilement la puissance de nos bains
toni-sédatifs. Mais si le déplacement est uni à
une hypertrophie consécutive, à une irritation
de l'organe ou une inflammation catarrhale,
s'il y a des ulcérations ou des végétations et
des fongosités de la muqueuse du vagin ou du
col, il faut avant tout détruire ces complica-
tions. Ce n'est que lorsqu'il reste un relâche-
ment considérable des parties que les médicaments toniques sont indiqués; nos bains si
riches en sels de fer et de chaux, auxquels on
doit joindre des injections d'eau minérale ou
d'acide carbonique, remplissent parfaitement
cette indication; et il est tout à fait inutile
d'y ajouter les préparations martiales prises
à l'intérieur.

La douche vaginale est un puissant moyen
contre la stérilité, mais elle a besoin d'être
employée avec une grande prudence. Sa température doit être surveillée avec beaucoup
de soin; il en est de même de sa force d'impulsion, que l'on modifie facilement en diminuant ou en augmentant l'ouverture du ro-

binet que l'eau traverse; en général, il vaut mieux la prescrire faible que forte, et en régler l'ouverture avant l'introduction de la douche.

La douche d'acide carbonique est plus inoffensive. Elle agit lentement sur les organes utérins. Elle ne peut les blesser, et produit toujours sur eux une excitation suffisante pour faire affluer le sang dans les capillaires.

En règle générale, sous l'influence du traitement thermal, la stérilité peut et doit cesser lorsqu'il existe un état maladif des organes. L'utérus est certainement le dernier à acquérir son entier développement; mais, comme nous l'avons établi, ce développement peut être arrêté ou précipité, par défaut de circulation ou par des congestions anticipées et successives.

Quand la stérilité est entretenue par un état purement chlorotique, les bains chauds et les douches chaudes, en excitant trop la transpiration insensible, augmenteraient l'altération du sang particulière à cette maladie et ne feraient que produire des palpitations et des accidents nerveux qui pourraient devenir très-graves. Aussi faut-il, dans ces cas, s'attacher à guérir l'état chlorotique, qui peut à lui seul occasionner l'aménorrhée.

Contre ce mal, nos eaux ferrugineuses, nos

douches écossaises, et, par-dessus tout, nos bains de César et de Saint-Mart, sont des moyens héroïques. Dois-je dire enfin que si la stérilité est due à une maladie quelle qu'elle soit de la matrice, il faut guérir d'abord cette maladie? C'est le seul moyen de faire cesser la stérilité qu'elle occasionne.

Dans les déviations, ce n'est pas cet état qui est toujours la vraie cause de la stérilité; examinant, en effet, les causes les plus fréquentes de déviations de l'organe utérin, on trouve qu'elles surviennent à la suite d'accidents qui déterminent des inflammations ou sub-inflammations, auxquelles succède une chronicité qui amène l'atonie, et c'est à cette atonie de tout le système générateur qu'on doit rapporter la raison certaine des déviations. Le ramollissement de la matrice, de ses ligaments, la pression que les intestins exercent sur elle, contre laquelle elle ne peut plus réagir et à laquelle elle obéit, appliquent le col contre les parois vaginales. Mais cet état est encore compliqué souvent par des écoulements muqueux qui accompagnent les déviations consécutives, et alors il est de première nécessité de détruire l'écoulement, qui constitue toujours un état maladif.

Dans les stations allemandes, il existe un traitement de la stérilité qui jouit d'une grande faveur; aussi me suis-je proposé d'appeler l'attention sur ce médicament doué d'une grande énergie et déjà éprouvé par des expériences concluantes. Je veux parler du bain minéral surchargé d'acide carbonique. Ce n'est pas un remède nouveau, puisque plusieurs établissements thermaux d'outre-Rhin lui doivent depuis longtemps déjà la meilleure part de leur réputation.

Le *Stahlbader* ou bain d'acier chaud et le *Kohlensaur* sont simplement des bains d'eau minérale surchargés d'acide carbonique. Le principe actif de ces bains qui les distingue des autres bains chauds est l'acide carbonique libre qui produit rapidement la décongestion des organes internes, et rend de merveilleux services dans les cas de.stérilité, dans le rhumatisme et, en général, dans toutes les manifestations arthritiques. Ce bain, que je proposerais de nommer le *Bain bouillonnant,* est donc d'une indication pressante à Royat, et j'espère que dans le nouvel établissement de Saint-Mart il lui sera ménagé une place d'honneur.

CHAPITRE IV

La station thermale de Royat est située dans une délicieuse vallée, aux environs de Clermont-Ferrand, d'où l'on peut s'y rendre en vingt minutes[1]. L'altitude est de 450 mètres. La température est douce et uniforme. Les établissements sont alimentés par quatre sources dont les eaux sont *arsenicales*, *alcalines*, *ferrugineuses* et *chlorurées*.

Les travaux intelligents qui ont été faits à Royat, depuis une dizaine d'années, ont considérablement accru les ressources d'un établissement qui, d'abord modeste, est en voie de devenir l'un des plus importants de France,

---

[1] Actuellement on travaille à la construction de la gare de Royat, qui sera livrée au premier jour.

grâce surtout à l'abondance et aux qualités des sources qui y sont exploitées.

En voici les noms : 1° la *source Eugénie*, qui jaillit du sol avec la vigueur du Sprudel, de Carlsbad. Sa température est de 35°,5, son débit de 1,440,000 litres en 24 heures (un million quatre cent quarante mille litres). Elle contient 5ᵍʳ,623 de principes fixes par litre, dont 35 milligrammes de chlorure de lithium.

Cette source, dont le degré de chaleur *naturel* est égal à celui du corps humain, est surtout employée, à Royat, pour les *bains à eau courante :* bains sédatifs, fortifiants par excellence, qui ont donné de si beaux résultats et contribué à la réputation si méritée, si incontestée, de cette station thermale.

2° La *source Saint-Victor*, la plus ferrugineuse : 56 milligrammes par litre. Elle convient surtout aux femmes et particulièrement aux jeunes filles ou jeunes femmes atteintes de chlorose, aménorrhée, dysménorrhée, pertes blanches, névralgies, faiblesse et débilité générale, et, comme elle renferme en même temps l'arsenic à la dose exactement médicamenteuse, on comprend aussi qu'elle soit la meilleure forme sous laquelle on puisse administrer la médication arsenicale; car l'arsenic qui s'y trouve est d'autant mieux toléré, d'autant plus absorbable et assimilable qu'il est dans un liquide naturel, à base alcaline, très-analogue et, par conséquent, très-associable à l'organisme.

3° La *source Saint-Mart*, 31°, ou fontaine des Goutteux, 35 milligrammes de lithium, est la plus gazeuse des sources de Royat. On l'emploie avec succès, à domicile, contre la goutte, les affections des voies respiratoires, les bronchites et les laryngites, les maladies de peau de nature rhumatismale, les gastralgies, la gravelle urique, le diabète, l'albuminurie, les affections utérines, etc.

4° La *source César*, 29°, la moins minéralisée, quoique d'une légère saveur acidule (2^{gr},8 par litre.) Cette eau excite la muqueuse de l'estomac, développe l'appétit, facilite la digestion et agit efficacement sur la vessie. Il n'y a pas d'eau plus agréable dans le régime. On l'emploie avec succès contre les digestions difficiles et pénibles, la chlorose, les affections du foie, liées à des troubles prolongés de la digestion, le diabète, la gravelle, la goutte, les catarrhes utérins et de la vessie, les pertes blanches, les pertes séminales, l'état nerveux dans les fièvres intermittentes chroniques et les convalescences longues, suite des maladies fébriles graves, l'hypertrophie de la prostate et les maladies des voies urinaires.

L'*Établissement thermal* de Royat, parfaitement installé, répond à tous les besoins de la cure : nombreux cabinets de bains en lave de Volvic ou en marbre blanc, alimentés par l'eau minérale courante à température native (35° centigrades); cabinets de douches, vaste piscine de natation, salles d'aspiration et de pulvérisation, bains et inhalations d'acide carbonique avec les appareils les plus nouveaux. Hydrothérapie modèle, alimentée par de l'eau glaciale. Gymnase. École d'escrime et de natation. École d'équitation.

Les affections qui se traitent avec le plus de succès à Royat sont celles qui ont pour caractéristiques générales l'arthritisme ou l'anémie : de là trois groupes de maladies dont le traitement est indiqué à Royat : 1° les *affections des voies respiratoires* (bronchites, catarrhes, laryngites, granulations, aphonie, angine, coryza, asthme, emphysème, suffocations, phthisie); 2° les *manifestations arthritiques* (goutte, sciatique, gravelle, néphrite, arthrite, rhumatismes articulaires et musculaires, maladies de peau, eczéma, impetigo, acné, psoriasis); 3° les *maladies de matrice* (leucorrhée, métrite, aménorrhée, engorgements chroniques, granulations, stérilité) et les *affections chloro-anémiques et nerveuses* (dyspepsies, hystérie, migraine, chorée, névroses, entéralgies, le diabète, les névralgies anciennes, etc.).

L'Eau de Royat transportée ne subit aucune altération, ni de saveur, ni de composition, et on peut la conserver indéfiniment sans qu'elle perde une seule de ses remarquables proprié-tés [1].

Rien n'est négligé par la Compagnie con-cessionnaire de cette intéressante station pour en faire, dans un temps prochain, l'établisse-ment modèle de toute la région centrale (déjà Royat a sa place marquée après Vichy). Rien non plus ne manque parmi les distractions agréables réservées aux malades, aux prome-neurs et aux visiteurs de cette charmante et coquette station d'Auvergne.

[1] Les eaux s'expédient de l'entrepôt général des sources de Royat. Chaque bouteille porte sur la cap-sule et sur l'étiquette le nom de la source où elle a été remplie. Expédition par caisse de 50 bouteilles, 30 fr. Expédition par caisse de 30 bouteilles, 20 fr. *Franco en gare de Clermont.*

RENSEIGNEMENTS LOCAUX

HOTELS

M. SERVANT, Grand-Hôtel. — M. CHABASSIÈRE (grands hôtels), Continental Hotel, Splendide Hôtel, hôtel de Royat, etc. — M. GANNE, hôtel du Parc. — M. FOURNIER-BATTUT, hôtel des Bains. — M. PLANCHARD, grand hôtel des Sources. — M. DELAVAL, hôtel de Lyon. — M. COUCHARD, hôtel de Paris. — M. MOUILLARD, hôtel du Louvre et villa Madame. — M. COUSTEIX, hôtel de Saint-Mart. — M. GRENIER, hôtel de César. — M. LANDAN, hôtel Saint-Victor. — M. VERAY, hôtel de la Paix. — M. BONNET, hôtel Bonnet. — M. MAZET, hôtel Mazet. — M. BOURRAND, hôtel de la Belle-Vue. — M. LAFFONT, hôtel de la Villa des Marronniers. — M. VIGIER, hôtel de l'Europe. — Hôtel Victoria. — Hôtel de Nice. — M. COHENDY, hôtel de France et d'Angleterre. — M. QUINTON, hôtel des Marronniers. — M. COU-DRIOUX, grand hôtel de Cannes.

VILLAS

Mesdemoiselles JALICON, villas Ragon et Beau-Site. — M. DOURIF, villa Dourif. — M. COUSTET, villa Coustet. — M. GUYBERT, villa de la Grande-Source et villa de la Grotte. — M. GRAND, villa Romaine. — Madame BOUCHET, villa des Genêts et villa Bouchet. — Madame MANDET, villa du Coteau. — M. COUDRIOU, villa de Cambis. — M. BRUGEAIL, villa de la Cascade. — M. SERGEOT, villa Sergeot. — Madame MURAT, villa Murat. — M. MONIER, villa Monier. — Madame COUGNIARD, villa des Montagnes. — M. GAUMET, villa Gaumet. — M. GAREL, villa des Bains. — Mademoiselle CAILLAT, villa du Chatel. — Madame ROCHER, villa des Thermes. — M. POINSON, villa Poinson. — Madame MESTRE, villa Beauséjour. — Madame PÉGAND, villa

Tiretaine. — M. ALLAI-GRE, villa Allaigre. — Madame veuve COHENDY, villa Cohendy.

CHALETS

M. LAUSSEDAT, chalet des Roses. — M. TALBOT, chalet Talbot. — M. GAURON, chalet du Pavillon. — M. VAUFLEUR, chalet Vaufleur.

RESTAURANTS

Henri BOUCARD, café glacier et restaurant du Casino.— LA MÈRE FOURNIER (rendez-vous des artistes). — M. ROUCHE, restaurant des Bains. — M. LEGAY, hôtel de la Grotte. — M. PRUGNARD, restaurant des Frères de l'Observatoire.

MAISONS MEUBLÉES

M. BIDAUD, maison meublée. — M. BORRY, maison meublée.—M. VACHER, maison meublée. — Madame veuve MEYNIAL, cottage meublé. — Madame veuve MAGNIN, maison garnie. — M. GRAND, maison meublée.—LES RELIGIEUSES DOMINICAINES, maison garnie. — Madame LIMET, maison garnie. — M. FONTEIX, maison gar-nie. — M. BOUCHET-ROBERT, maison garnie. — M. JULIEN fils, villa de la Vallée. — M. GUYBERT (Joseph), maison garnie. — Madame veuve VAUFLEUR, à Royat, maison garnie. — Mademoiselle COHENDY, villa.parisienne. — M. ALLAIGRE, maison garnie. — M. MORANGE, maison garnie.--M.MOUILLARD (Henri); maison meublée.

Pharmacien. — M. ROCHER, en face du Casino.

Omnibus de l'établissement de Royat à la place de Jaude à Clermont. — Prix : 25 centimes. Départs toutes les 10 minutes.

Calèches et voitures de place.— La même course, 1 fr. 50; à l'heure, 3 francs; dans la ville, 2 francs. — De Jaude aux hôtels ou au village de Royat, la course, 2 francs; de la gare, 3 francs; avec bagages, 5 francs. — De 9 heures du soir à 5 heures du matin, l'heure et la course, 50 centimes en plus.

La journée, 25 francs; la demi-journée, 15 francs.

Voitures publiques. — Entreprise Gorse, rue Blatin, 1 ; Andrieux, place de Jaude; Bal, rue Blatin ; Boyer-Bardy, Girard, Bernard, Cornillon.

Voyages en landau pour le Mont-Dore et la Bourboule, 5o à 6o francs.

Tramways de Clermont à Royat. — En voie d'exécution.

Bureau de poste de Royat, ouvert de 7 heures à midi et de 2 heures à 7 heures. Dimanche, de 8 heures à 10 heures et de midi à 3 heures.

Télégraphe, ouvert de 8 heures à midi et de 1 heure à 7 heures. Dimanche, de 8 heures à 10 heures et de midi à 3 heures. Levées des boîtes, 10 heures du matin, 4 et 6 heures du soir.

Service religieux. — Culte catholique : église de Royat, église des Sœurs Franciscaines, sous le viaduc. — Culte protestant : temples rue Sidoine-Apollinaire et rue Haute-Saint-André. — Rez-de-chaussée, hôtel Chabassière.

Compagnie générale des eaux minérales de Royat. — Siége social à Paris, 7, rue Vivienne; capital : 2 millions de francs. La Compagnie, propriétaire du parc de Royat et des sources César, Saint-Victor, Saint-Mart, est fermière de la grande source Eugénie et de l'établissement, qui appartiennent à la commune de Royat.

Règlement et tarif des divers services de l'Établissement :

Bain, 1 peignoir, 2 serviettes, de 6 heures à 11 heures du matin et de 2 heures à 6 heures du soir, 2 fr. 5o; en juin et septembre, 2 francs; les autres heures, 1 fr. 5o. — Bains de César, 2 francs. Bain de siége, 1 peignoir, 2 serviettes, 1 fr. — Bain de pieds, 2 serviettes, 5o centimes. — Bain de vapeur, 1 peignoir, 2 serviettes, 2 francs. — Bain de gaz acide carbonique, 1 fr. 25. — Bain de piscine. hommes (du 1er octobre au 3o avril), 1 peignoir, 1 caleçon, 1 serviette, 2 francs. —

Bain de piscine, hommes (du 1er octobre au 30 avril), 1 peignoir, 1 caleçon, 1 serviette. 1 franc. — Bains de piscine, dames (du 1er mai au 30 septembre), 1 peignoir, 2 serviettes, 2 francs. — Bain de piscine, dames (du 1er octobre au 30 avril), 1 peignoir, 2 serviettes, 1 franc. — Bain russe, 1 peignoir, 2 serviettes, 2 fr. 50.

Grande douche chaude, 1 peignoir, 2 serviettes, 2 fr. 50. — Grande douche chaude dans le bain, 1 fr. 50. — Petite douche locale, 1 serviette, 1 fr. 25. — Petite douche locale dans le bain, 75 centimes. — Petite douche interne dans le bain, 75 centimes. — Douche écossaise, 1 peignoir, 2 serviettes, 2 fr. Douche ascendante, 1 serviette, 75 centimes. — Douche froide, 1 peignoir, 2 serviettes, 1 franc. — Douche de vapeur générale, 1 peignoir, 2 serviettes, 2 francs. — Douche de vapeur locale, 1 serviette, 1 franc.

Musiques dans le parc tous les jours, de 4 heures à 5 heures et demie, par la musique de l'Ecole d'artillerie et des régiments de ligne.

Casino.—Salons de conversation.— Jeux, les mêmes qu'à Vichy. — Spectacles. — Bals. — Concerts. L'abonnement est de 25 jours.

Abonnement donnant droit aux Spectacles, Concerts, Bals des dimanches, mardis, jeudis et samedis, à l'entrée tous les jours aux salons de lecture et de conversation, et à la salle de billard et des jeux du Casino : pour une personne, 25 francs ; pour deux personnes de la même famille, 40 fr. ; pour trois personnes de la même famille, 55 francs. L'abonnement qui ne comprendrait seulement que le droit d'entrée aux salons de lecture et de conversation, à la salle de billard et des jeux du Casino, pour une personne, 10 francs. — Les cartes d'abonnement sont nominatives et ne peuvent être ni cédées ni prêtées. — Prix d'entrée aux Spectacles, Concerts et Bals, pour les personnes non abonnées, 3 francs.

Location de chaises dans le parc. — Abonnement, 5 francs ; pendant la musique, 20 centimes ; avant et après la musique, 10 centimes.

MONUMENTS HISTORI-QUES DU PUY-DE-DOME.— Les monuments historiques classés jusqu'à ce jour sont au nombre de 37 : la cathédrale de Clermont, les églises Notre-Dame du Port *, de Saint-Paul d'Issoire *, de Saint-Nectaire *, de Notre-Dame d'Orcival, de Saint-Saturnin *, la chapelle de Chambon * (Baptistère) ; les églises de Manglieu *, Mozac *, Ennezat *, Chauriat *, Herment, Thuret, Saint-Cerneuf de Billom, de Saint-Amable, à Riom ; les saintes chapelles de Vic-le-Comte, Riom * et Aigueperse ; les églises de Montferrand *, Royat, Saint-Genès de Thiers *, Volvic *, Saint-Hilaire-la-Croix, du Moutier, à Thiers, Augerolles, Dorat, la chapelle de Mailhat, maisons à Montferrand, ruines de Gergovie, dolmens de St-Nectaire, ancien hôtel de ville, beffroi et maisons du seizième siècle à Riom,

église de l'ancienne abbaye de Belle-Aigue, ruines du puy de Dôme.

Nota. Les églises marquées d'un * ont reçu des allocations pour leur restauration.

CLERMONT – FERRAND, ch.-l. du dép. du Puy-de-Dôme. V. de 47,690 h., située sur un monticule, au bord d'un vaste cirque formé par les puys voisins et s'ouvrant, vers l'E. et le N. E., sur la Limagne, est dominée par le *puy de Dôme* à l'O., le plateau de *Gergovie* au S. E. et *Champturgue* au N. La végétation est admirable aux environs, et de plusieurs points on jouit d'une vue magnifique ; mais les maisons sont bâties en lave, et la plupart des rues étroites et tortueuses. — *Églises.* — Cathédrale (mon. hist). fondée au neuvième s., reconstruite de 1248 à 1346, inachevée ; clocher haut de 50m,70 ; façade N. ornée de jolies sculptures ; à l'intérieur, beaux faisceaux de colonnettes ; vitraux de l'abside (treizième s.) et fenêtre de la nef (quinzième s.) ; sous le chœur, *crypte* romane. — *Notre-Dame du Port* (mon. hist.), rebâtie au onzième s., restaurée en 1834, une des plus belles églises du style auvergnat; bas-relief au portail du S.; curieuses mosaïques de la façade; narthex ogival; triforium; vitraux en grisaille des chapelles; grille du chœur; peintures murales; *crypte* (*Vierge noire* et *fontaine* miraculeuse). — *Saint-Eutrope*, le plus beau monument moderne de Clermont. — *Saint-Genès* (quinzième s.), peintures, vitraux et boiseries remarquables. — *Saint-Pierre des Minimes* (1630), beaux tableaux. — *Église des Carmes déchaussés*, sarcophage antique servant d'autel; tableau (*Sainte Famille*) du quinzième s. — *La Visitation*, récemment restaurée; plusieurs tombeaux. — De la terrasse du *Couvent des Ursulines*, vue magnifique. — MONUMENTS CIVILS. — *Préfecture*, dans l'ancien couvent des Cordeliers (1250). — *Palais des Facultés*, belle construction moderne en briques et lave. — *Bibliothèque*

(40,000 volumes environ) décorée d'une statue de Pascal, par Ramey; buste de Delille, par Flatters. *Collections d'histoire naturelle* (terrains et flore de l'Auvergne). *Collections particulières* d'histoire naturelle de feu M. Lecoq, professeur à la Faculté des sciences. — *Musée*: antiquités gauloises et gallo-romaines; 150 tableaux. *Cléopâtre*, d'après Rubens, copie attribuée à P. de Cortone; *Ronde des farfadets*, attribuée à D. Teniers; *Diseuse de bonne aventure*, par Valentin; *Tête de Vierge*, de Carlo Dolci; trois Callot. — *Maison* où est né Pascal, passage Vernine, ornée d'un buste. *Maison* du moyen âge, rue Barnier. Constructions du treizième s. — PLACES. — PROMENADES. — FONTAINES. — *Place de Jaude*, décorée d'une *statue* de Desaix (1848). — *Obélisque* érigé en l'honneur du même général, près de la place du Taureau. — *Fontaine de Georges d'Amboise* (1515), sur le cours Sablon. — *Places de la Poterne et d'Espagne* (admirables points de vue).— *Jardin des Plantes,* un des plus beaux établissements de France et la plus belle promenade de Clermont. La *fontaine incrustante de Saint-Alyre,* une des principales curiosités de Clermont, a formé au-dessus de la Tiretaine, où elle se jette, deux arches de pont très-remarquables. Les sources incrustantes sont exploitées par le commerce. Fontaines ferrugineuses de Jaude, etc.

Principales curiosités à visiter aux environs de Royat :

Puy de Chateix. — Rochers de Saint-Mart. — *Grotte du Chien,* plus vaste et plus curieuse que celle de Naples. Grotte des Sources. — Église de Royat (onzième s.). — Vallée de Royat. — La Pépinière. — Fontanas; ses sources. — Cascades de la Tiretaine. — La font. de l'Arbre. — Les ruines du château de Montrodeix.

Vallée de Villars. — La voie romaine. — Rochers basaltiques de Prudelle.— La cheire, ou coulée de laves de Villars, provenant du volcan de Pariou.

Chamalières, son église romane. — Les Tuileries. — Le lacet du Grand-Tournant; belle vue sur Clermont et la Limagne. Colonnade basaltique à gauche de la route, en arrivant sur le plateau. — Aspect du puy de Dôme. — Hameau de la Baraque. — Hameau de Chez-Vasson; cheire ou coulée de lave de Pariou, inculte et tout hérissée de blocs rocheux. — La Fontaine du Berger; carrières de lave.

Le *puy de Pariou,* volcan moderne ; son cratère inférieur, d'où est sorti le courant de lave; le cône supérieur et son magnifique cratère. Col des Goules et descente sur *Pontgibaud.* — Le puy de Côme, énorme cône volcanique entièrement boisé, à gauche de la route. — A droite, le puy Chopine, rouge et décharné, à demi entouré par le cratère des Gouttes. — Village des Roches. — Au nord, aspect de l'énorme cratère égueulé de Louchadière. — Vue du pont et de la prairie de Pontgibaud, traversée par les méandres de la Sioule. — Le vieux château et son donjon. — La vieille porte de la ville. — *La fonderie de plomb argentifère* et les laveries de minerai. — Les gorges de Barbecot et de Pranal. — Les mines de Pranal. — Les grottes de Pranal, creusées dans le basalte. — Le volcan de Chalusset et son superbe escarpement basaltique. — Les sources minérales de Châteaufort et de Chalusset. — Les ruines de la Chartreuse du Port-Sainte-Marie et ses belles forêts de sapins. — La cheire ou coulée de lave du puy de Côme; ses entonnoirs. — Le camp gaulois de Chazaloux. — Les fontaines glacées où on trouve de la glace au milieu de l'été. — Les mines de Roziers. — La jolie colonnade basaltique le long de la route de Rochefort, au delà du hameau de la Bantusse.

Le *puy de Dôme*, même route que pour aller au puy de Pariou et à Pontgibaud, jusqu'à la Baraque — Au delà de ce hameau, on laisse à droite Orcines et son clocher aigu; Villeneuve, maison de campagne où conduit une belle avenue en berceaux. A gauche, ruines de Montrodeix. — Ascension par la face méridionale. — Chemin en lacet. — Ruines du temple de Mercure, découvertes en 1876. — Observatoire. — Altitude 1465 mètres. — Merveilleux panorama embrassant, au sud, la chaîne des monts Dore et des monts Dôme; à l'ouest, le Limousin, et, à l'est, la Limagne. — Aspect des volcans, des lacs, d'un horizon immense, etc.

Tournoël et Châtelguyon. — Durtol, joli village au milieu des châtaigniers et des arbres fruitiers. — Nohanent, chef-lieu de commune, où une magnifique et abondante source s'échappe sous trois petites arcades romanes; blanchisseries. — Sayat, beau village enfoui dans la verdure et sous le feuillage; fabrique d'étoffes de laine et de couvertures; sources volumineuses. — Hameau de Malauzat. — Châteaugay, château du quatorzième s. — Cheminée renaissance. — Panorama très-beau.—Volvic, bourg peuplé de tailleurs de pierre. — École d'architecture. — Église romane, récemment restaurée et reconstruite en partie. — Carrières de lave, dite pierre de Volvic, à une heure de distance, au pied du volcan de la Nugère. — Tournoël, belle ruine féodale, à un demi-kilomètre de Volvic. — Enceintes extérieures; chapelle; donjon; oubliettes; sculptures et restes de peintures du quatorzième et du quinzième s. — Panorama très-remarquable. — Enval, Saint-Hippolyte et *Châtelguyon.* — Eaux minérales purgatives. — Revenir par Riom et Clermont. Voir en passant, dans la première de ces deux villes, la Sainte-Chapelle, la tour de l'Horloge et les maisons de la Renaissance.

Gergovia, par Clermont et Beaumont, église romane. — Village de Romagnat. — Château de Montrognon, vieilles ruines sur un pic basaltique escarpé et conique.— Village et château d'Opme, grande tour crénelée et d'un ton puissant. — Plateau de Gergovia, emplacement de l'ancienne capitale gauloise des Arvernes. Vue splendide sur le bassin de Clermont, la chaîne des Dôme ou Puys, les monts Dore, une partie du plateau granitique, les vallées de Clermont et de Chanonat. —Village de Gergovie; petite église romane, surmontée d'un logis fortifié. — Village de la Roche-Blanche, au pied d'un escarpement percé d'anciennes habitations creusées dans la roche calcaire et que domine une vieille tour ronde. — Retour à Clermont par la route d'Issoire. Près du pont d'Aubière, à une centaine de mètres de la route, on voit, dans un verger, un beau menhir ou pierre levée druidique.

Lac d'Aydat. — Gravenoire. — Village de Thedde. — Randanne, tombeau de M. de Montlosier; cheire ou coulée de lave provenant des puys de la Vache et de Lassolas, volcans jumeaux présentant deux énormes demi-cratères ébréchés par le poids de la lave. — Volcan et cratère de Montjugheat.

Lac d'Aydat, formé par suite du barrage d'une vallée, occasionné par l'irruption de la coulée de lave du puy de la Vache. — Village d'Aydat, ancienne résidence de Sidoine-Apollinaire. Église romane. — Retour par Clermont, en passant par Theix; beau château entouré d'un parc remarquable; étangs, pisciculture. — Hameau de Varennes; vue sur la partie supérieure de la vallée de Chanonat. — Saulzet-le-Chaud. — Pont et village de Ceyrat. Belle vallée de Ceyrat. — Beaumont. — Clermont.

Thiers, ses gorges, sa vallée. — Rochers pittoresques. — Nombreuses coutelleries sur la Durolle. — Vic-le-Comte; Sainte-Chapelle. — *Issoire;* église romane, et enfin les stations d'eaux thermales du Mont-Dore, de la Bourboule, de Saint-Nectaire et de Chatelguyon [1].

[1] Aucun département en France ne possède une aussi riche et aussi variée collection d'eaux minérales. Le Dʳ Petit, de Royat, dans sa Carte des eaux minérales du Puy-de-Dôme (médaille de bronze 1878), en a signalé 270. Nous engageons les lecteurs à jeter les yeux sur cette carte qui indique, au moyen de signes conventionnels d'une extrême clarté, les sources principales du département, leurs qualités et leur température, la géologie sommaire de l'Auvergne, les gisements, les mines, les excursions intéressantes recommandées aux touristes, etc., etc. *(Note de l'éditeur.)*

FIN

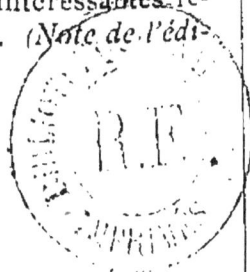

TABLE DES MATIÈRES

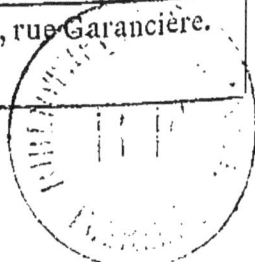

Paris. — Typographie E. Plon et Cⁱᵉ, 8, rue Garancière.

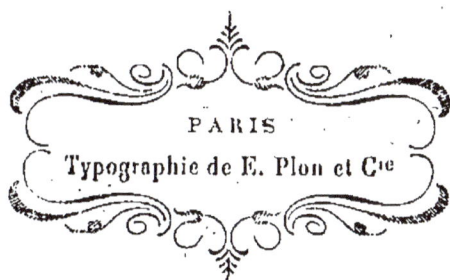

PARIS

Typographie de E. Plon et Cie